学用药浴不生病

随身查

葛静　编著

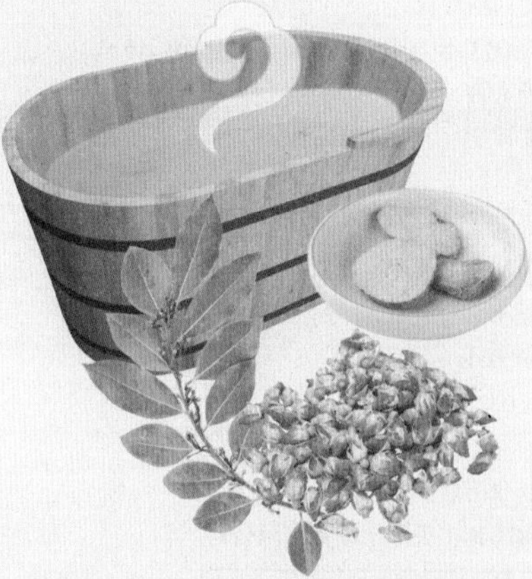

天津出版传媒集团
天津科学技术出版社

图书在版编目（CIP）数据

学用药浴不生病随身查 / 葛静编著 .—天津：天术出版社，津科学技术出版社，2014.1（2024.4 重印）

ISBN 978-7-5308-8753-0

Ⅰ . ①学… Ⅱ . ①葛… Ⅲ . ①药浴疗法 Ⅳ . ① R244.9

中国版本图书馆 CIP 数据核字（2014）第 100888 号

学用药浴不生病随身查

XUEYONG YAOYU BUSHENGBING SUISHENCHA

策划编辑：杨　譞

责任编辑：孟祥刚

责任印制：刘　彤

出　　版：天津出版传媒集团 / 天津科学技术出版社

地　　址：天津市西康路 35 号

邮　　编：300051

电　　话：（022）23332490

网　　址：www.tjkjcbs.com.cn

发　　行：新华书店经销

印　　刷：鑫海达（天津）印务有限公司

开本 880 × 1230　1/64　印张 5　字数 170 000

2024 年 4 月第 1 版第 2 次印刷

定价：58.00 元

前言

中华药浴文化源远流长，自古就是很受人们欢迎的养生方式之一。药浴是中医传统外治方法中极具特色的一种疗法，是中医药学的重要组成部分之一。它是在中医理论指导下，选取适当的中草药，经煮沸后产生蒸汽熏蒸，或经加工制成中药浴液，进行全身、半身沐浴或局部浸浴如坐浴、足浴、手臂浴、面浴、目浴等，以达到预防和治疗疾病目的的一种中药外治法。药浴是利用水温热力以及药物本身的功效，通过对皮肤、经络穴位的刺激和药物的透皮吸收，起到保健养生的功效。

药浴疗法不仅具有水疗的作用，还具有中药对机体产生医疗效能的优势，依靠药物水溶液中的有效成分，从体表和呼吸道黏膜进入体内发挥舒筋活血、调整脏腑功能等功效，调节人体的阴阳平衡，达到治疗和预防疾病的目的。药浴不仅能疏通经络、活血化瘀、祛风散寒、强筋健骨，还可以清热解毒、消肿止痛、益寿延年、美容养颜、防病抗衰老。

药浴在中国已有几千年的历史，药浴作为外治疗

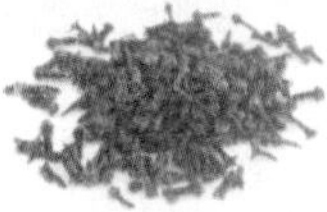
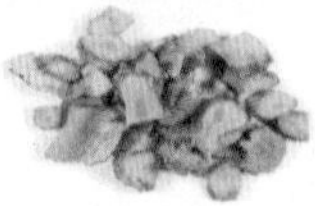
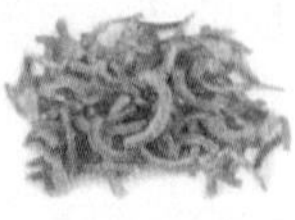

法在历代文献中都有记载。《殷墟卜辞》中就有不少中药外治的史料，据记载有很多疾病都使用了药浴外治法。在我国现存最早的古医学《五十二病方》中就有疮口清洗用药、熏浴法的记载。《黄帝内经》也有“摩之浴之”“行水渍之”等药浴法的记载；《素问·阴阳应象大论》有“其受外邪者，渍形以为汗”的外治法。随着时光的流逝，药浴不断地发展丰富，逐渐发展成为今天的融医疗、保健、美容等多种功能为一体的深受人们喜爱的养生保健疗法。

为此，我们本着为普通家庭服务的愿望和目的，坚持与现代医学研究进展合拍、功效确切、易于采办、加工方便、可操作性强的原则，根据我国传统中医药浴治病的原理，编写了本书。详细介绍了药浴的保健功效和具体用法，让人们不仅可以用于对症治疗皮肤病、感冒、高血压病、风湿病等常见疾病，同时也可用于美容保健等方面。

本书首先对药浴的发展历史、治疗功效、药浴分类和安全常识做了深入浅出的介绍，让读者可以对药浴有基本的了解和认识，然后分别介绍了121种药浴，对每一种药浴的功效、主治病症、使用方法、使用禁忌等，都做了详尽的阐述。最后介绍了各种常见疾病的对症治疗药浴方，大家可以根据自身的情况，选取相应的药浴方进行调理。本书内容丰富，贴近生活，是中国家庭必备健康工具书。

目录

第一篇　中华药浴——学用药浴不生病

药浴的分类及使用方法 2
药浴的作用机制 2
药浴的功效 3
药浴的分类及使用方法 6
全身浴 6
局部浴 7
头面浴 7
目浴 7
手足浴 8
药浴安全常识 10
药浴水质的选择 10
药浴的时间禁忌 11
药浴禁忌病症 11
用药安全 12

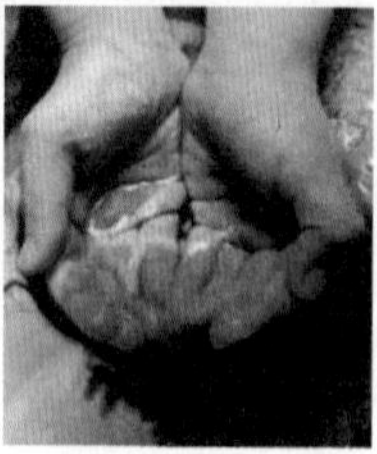

第二篇　经典药浴——药浴治病一招灵

清热解毒 14
金银花浴 15
穿心莲浴 18
大青叶与板蓝根浴 19
贯众浴 20
蒲公英浴 21

紫花地丁浴 22
野菊花浴 23
拳参浴 24
鱼腥草浴 25
败酱草浴 26
马齿苋浴 27
半边莲浴 28
四季青浴 29
红藤浴 30
清热燥湿 31
蚤休浴 32
黄连浴 33
龙胆草浴 34
秦皮浴 35
苦参浴 36
白藓皮浴 37
椿皮浴 38
解表 39
麻黄浴 40
桂枝浴 41
香薷浴 42
荆芥浴 43
防风浴 44
白芷浴 45
细辛浴 46
藁本浴 47
苍耳子浴 48
辛夷浴 49
紫草浴 50
发散风热 51
薄荷浴 52
牛蒡子浴 53
桑叶浴 54
菊花浴 55
蔓荆子浴 56
柴胡浴 57
升麻浴 58
浮萍浴 59
木贼浴 60
清热泻火 61
密蒙花浴 62
芦根浴 63

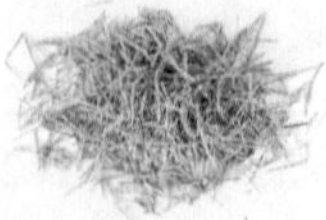
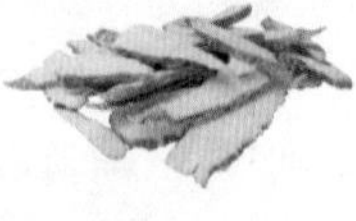
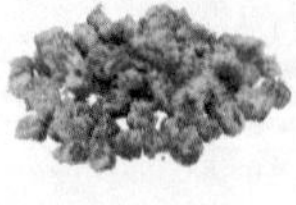

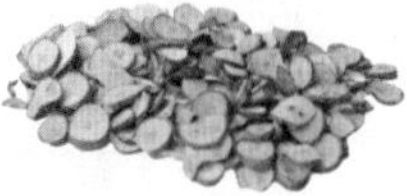
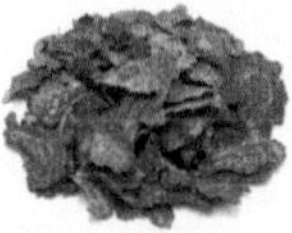
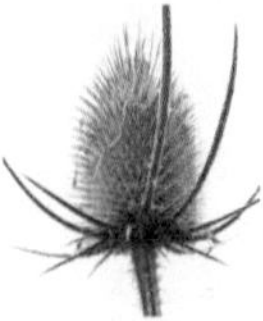

垂盆草浴 64

利水渗湿 65

土茯苓浴 66

泽泻浴 67

冬瓜浴 68

玉米须浴 69

葫芦浴 70

泽漆浴 71

荠菜浴 72

车前子、车前草浴 73

木通浴 74

通草浴 75

瞿麦浴 76

萹蓄浴 77

海金沙浴 78

石韦浴 79

冬葵子浴 80

灯芯草浴 81

茵陈蒿浴 82

金钱草浴 83

虎杖浴 84

温里 85

附子浴 86

姜浴 87

肉桂浴 88

吴茱萸浴 89

小茴香浴 90

丁香浴 91

花椒浴 92

理气 93

枳实浴 94

木香浴 95

檀香浴 96

川楝子浴 97

乌药浴 98

青木香浴 99

荔枝核浴 100

香附浴 101

玫瑰花浴 102
绿萼梅浴 103
大腹皮浴 104
活血化瘀 105
乳香浴、没药浴 106
红花浴 107
益母草浴 108
泽兰浴 109
月季花浴 110
凌霄花浴 111
马钱子浴 112
苏木浴 113
骨碎补浴 114
儿茶浴 115
莪术浴、三棱浴 116
止血 117
大蓟浴、小蓟浴 118
地榆浴 119
槐花浴 120
侧柏叶浴 121
羊蹄浴 122
三七浴 123
仙鹤草浴 124
紫珠浴 125
艾叶浴 126
化痰止咳平喘 127
半夏浴 128
天南星浴 129
禹白附浴 130
旋覆花浴 131
紫苏浴 132
款冬花浴 133
皂角浴 134
攻毒杀虫止痒 135
雄黄浴 136
硫黄浴 137
白矾浴 138
蛇床子浴 139

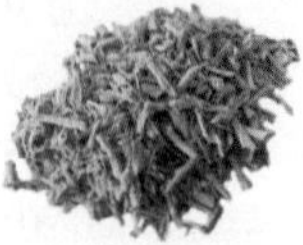
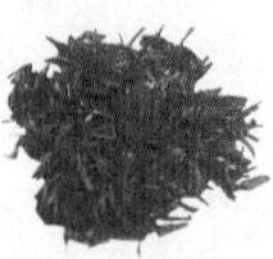
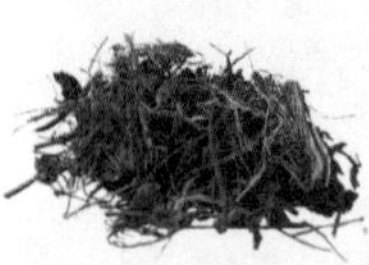

土荆皮浴 140

驱虫 141

使君子浴 142

槟榔浴 143

大蒜浴 144

拔毒化腐生肌 145

芫花浴 146

甘松浴 147

胆矾浴 148

炉甘石浴 149

玫瑰果浴 150

第三篇　常见疾病药浴——对症药浴治百病

内科疾病药浴法 152

糖尿病 153

高血压病 154

感冒 156

头痛 158

咳嗽 160

呕吐 161

腰痛 162

腹泻 164

腹痛 166

便秘 167

痢疾 168

胃痛 169

哮喘 170

失眠 172

水肿 174

痛风 176

脑卒中 178

肥胖 179

汗证 180

淋证 181

血证 183

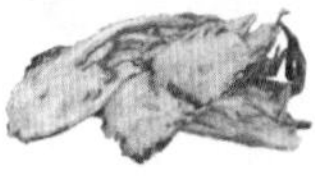

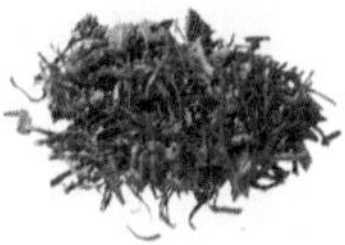

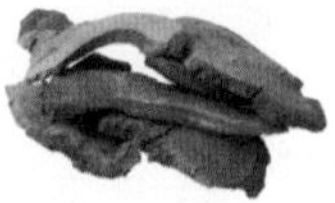

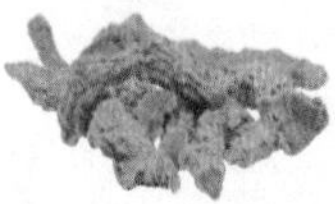
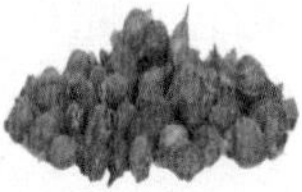
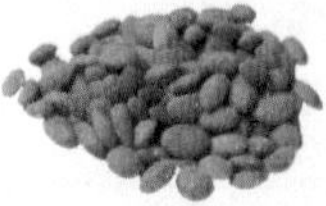

痫病……184
面瘫……185
痿证……186
痹证……187
遗精……188
尿血……189
心肌炎……190
黄疸……191
外科和皮肤科疾病药浴法……192
颈椎病……193
前列腺炎……194
阴囊肿胀……196
尿路结石……197
直肠息肉……198
肛管直肠癌……199
冻伤……200
体臭……202
烧伤……203
咽炎……204
口腔溃疡……206
牙痛……207
耳鸣……208
慢性鼻炎……209
鼻出血……210
睑腺炎……211
眼结膜炎……212
睑缘炎……214
脉管炎……216
剥脱性唇炎……217
少白头……218
甲沟炎……219
痤疮……220
痔疮……221
压疮……223
脱肛……224
肛瘘……225
肛门瘙痒症……227
肛窦炎……229
肛门湿疹……230

肛门尖锐湿疣 231
银屑病 232
癣病 234
白癜风 236
疥疮 238
象皮肿 239
带状疱疹 240
痱子 241
猩红热 242
风疹 243
湿疹 244
斑秃 246
酒渣鼻 248
鱼鳞病 249
鹅掌风 250
疖肿 252
接触性皮炎 253
雀斑 254
手足皲裂 256

妇科、男科、儿科疾病药浴法 258

少乳 259
痛经 260
闭经 262
盆腔炎 263
带下 264
外阴瘙痒 266
阴道滴虫病 268
乳腺增生 270
遗尿 271
乳痈 272
乳癖 274
更年期综合征 276
不孕症 278
阳痿 279
早泄 281
厌食 282
儿童泄泻 284

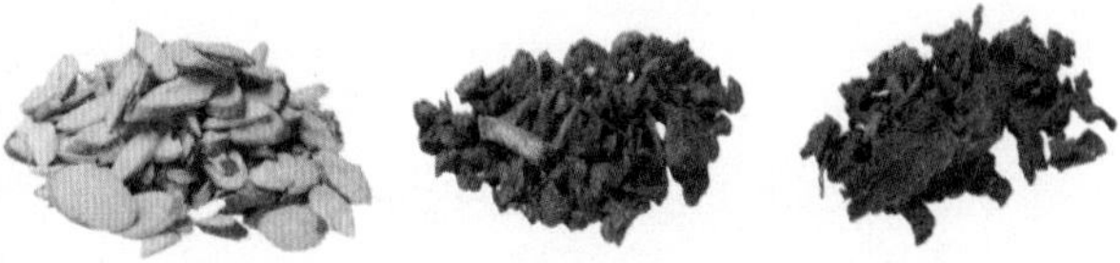

小儿发热 286
皮肤感染 288
流行性腮腺炎 290
骨伤科疾病药浴法 .. 292
腰肌劳损 293
肩周炎 294
腰椎间盘突出症 295
软组织损伤 296
踝关节扭伤 297
跌打损伤 298
外伤血肿 299
足跟痛 300
网球肘 301
腱鞘炎 302
骨折 303
关节肿痛 304
外伤腰痛 305

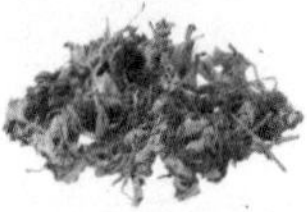
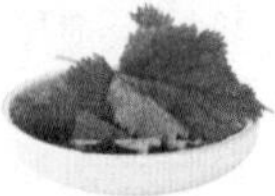
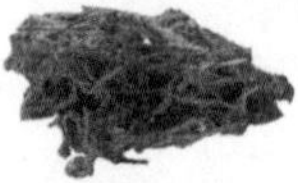

第一篇

中华药浴

——学用药浴不生病

●药浴，是我国中医史上的一朵奇葩。它的发展源远流长，几千年以来，在我国各种医学典籍里均可以看到药浴预防疾病与治疗疾病的记载。我国伟大爱国诗人屈原在《云中君》里记述："浴兰汤兮沐芳华。"其弟子宋玉在《神女赋》中亦说："沐兰泽，含若芳。"

●本篇着重对药浴的发展历史、治疗功效、药浴分类、药浴的安全常识做了深入浅出的论述，可以让读者更加深入地了解我国历史上的这朵璀璨的明珠。

药浴的分类及使用方法

药浴通过全身泡浴，使有独特营养、保健及杀菌功能的中药渗透进人体，药物作用于全身肌表、局部、患处，并经吸收，循行经络血脉，内达脏腑，由表及里，因而产生效应。

药浴根据不同的病症，分别采用不同的方式来治疗，其形式多种多样，可分为全身浴、局部浴、头面浴、目浴、手足浴，其各自有不同的功效、适用病症、注意事项。

药浴的作用机制

药浴主要通过“功、散、通、排”四个步骤达到药浴的功效。

1.功

人体躺入泡浴桶后，芳香宜人的药力通过泡浴者皮肤的毛囊孔、皮脂腺孔、汗腺孔、角质细胞及其间隙攻入体内，这是药力渗入体内强力做功的过程。在这个过程中皮肤发挥吸收的功能，泡浴者要放松自己，最大可能的让皮肤吸收药力、将药物气力渗入体内发挥药效。

2.散

药物强大气力渗入体内后，以气推血，以血带气，血气加速在全身的循环。药物气力进入血液循环和经络系统，通过血液循环和经络的作用，药力开始在全身散开，内达五脏六腑，外通肢体百骸，无所不到。在此过程中，人会感觉心跳加速、胸闷气短、恶心、四肢麻木、身体局部疼痛等，这属于正常反应，感觉越强烈说明泡浴者身体存在的不健康问题越多，经过规定次数的泡浴调理之后会感觉越来越正常而没有太大反应，身体也逐步回到健康状态。

3.通

药力开始在全身散开的过程中，血液循环会加速，心跳速度一般会达到正常情况的1.5~2倍。在此过程中，通过药力的作用会强力打通全身的血脉和经络，只要是身体有瘀结的部位，在打通的过程中都会疼痛，经过规定的泡浴次数之后将瘀结部位的血脉或经络打通后疼痛自然消失，瘀结部位的病变隐患也得到消除。

4.排

在药力完成功、散、通之后，体内的污浊毒素开始通过发汗、排便排出体外。泡浴者离开浴桶后要喝1000~2000毫升温的调理养生茶，为发汗补充水分；然后躺下，躺下时，头和脚均要垫一个至一个半枕头高度的枕头，使得身体呈“︶”状弧形，以利于全身气血持续高速循环。

药浴的功效

药浴对人体具有独到功效，自古以来一直受医学界重视。通过全身泡浴，使有独特营养、保健及杀菌功能的中药渗透进人体，药物作用于全身肌表、局部、患处，并经吸收，循行经络血脉，内达脏腑，由表及里产生效应。现代药理也证实，药浴后能增强肌肤的弹性和活力，调整各系统组织器官功能和机体免疫功能。

1.疏通经络、活血化瘀

药浴中的活血药可以畅通血行，消除瘀血，主要用于治疗各种血瘀引起的病，对内、外、妇、儿各科均有应用。如对妇科疾病的治疗，像益母草药浴就对月经不调、痛经有很好的效果。

2.祛风散寒、除湿、强健骨骼

药浴的功效是通过温水浸泡将热能和药效作用于皮肤，扩张毛细血管从而有效祛除体内的风、寒、湿、热、毒，促进新陈代谢，增强人体免疫功能，对于颈椎病、肩周炎、风湿、关节扭伤、脑血栓、帕金森综合征、老年痴呆症、脑卒中、妇科病症等有显著的康复作用。如人们常见的风湿性关节炎，这类疾病用药浴治疗疗效显著。水的热度加上药物本身的功效，可以起到事半功倍的效果。

3.排毒、杀菌抗菌、止痒

药浴对皮肤可起到清洁、止痒、脱屑、软化、湿润、保护皮肤的作用，对皮肤病有良好的治疗作用。适用于泛发性神经性皮炎、银屑病、湿疹、麻风、皮肤瘙痒症等。皮肤感染和局部红肿时这些药物可以解毒消炎，消肿止痛，有的还可以脱去坏死的腐肉，愈合创口，常见的中药有蛇床子、白矾、硫黄、雄黄等。

4.清热解毒、消肿止痛、延年益寿

凡能清解热毒或火毒的药物叫清热解毒药。这里所称的毒，为火热壅盛所致，有热毒和火毒之分。药浴中不少药物都有清热解毒、提高免疫力的功效。主要适用于痈肿疔疮、丹毒、瘟毒发斑、痄腮、咽喉肿痛、热毒下痢、虫蛇咬伤、癌肿、水火烫伤以及其他急性热病等。现代人生活压力大，节奏快，生存环境日益恶劣，因此经常出现“火毒”“体虚”，如很多女孩在前胸和后背，特别是后背长出很多红红的小丘疹，中医认为这种症状是因脾胃湿热和体内火大所致，所以泡澡要选用清热解毒和抑菌消炎的配方。

5.调整阴阳、协调脏腑、通行气血、濡养全身

中医认为，“心藏神，主神明，心窍开通则神明有主，神志清醒，思维敏捷。若心窍被阻，清窍被蒙，则神明内闭，神志昏迷”。比如现代人多处于亚健康，常常出现身心疲惫、头晕乏力、心烦失眠，而药浴则是缓解这些症状的有效方法。

6.洁净皮肤、滋养皮肤、美容养颜、防病抗衰老

关于用药浴来保养皮肤的方法，早在古代就有很多记载。杨贵妃和慈禧太后就很喜欢通过药浴来保养皮肤，延缓衰老。随着岁月的流逝及外界环境的破坏，皮肤的保护膜、胶原蛋白以及皮肤的含水量都会降低，就会出现皮肤松弛、皱纹、色斑等。而通过药浴不但可以排出体内毒素，更能将药物成分渗透到肌肤里，让肌肤吸收，从而保养皮肤。

药浴的分类及使用方法

药浴通过全身泡浴，使有独特营养、保健及杀菌功能的中药渗透进人体，药物作用于全身肌表、局部、患处，并经吸收，循行经络血脉，内达脏腑，由表及里，因而产生效应。

药浴根据不同的病症，分别采用不同的方式来治疗，其形式多种多样，可分为全身浴、局部浴、头面浴、目浴、手足浴，其各自有不同的功效、适用病症、注意事项。

全身浴

本法是借浴水的温热之力及药物本身的功效，使周身腠理疏通，毛窍开放，起到发汗退热，祛风除湿，温经散寒，疏通经络，调和气血，消肿止痛，祛瘀生新等作用。针对各种亚健康状况，采用全身浸泡的方式，效果显著。

1. 使用方法：将中药浴液倒入清洁消毒后的浴盆或浴缸里，加入热水，然后把水调到适当的温度，即可洗浴。

2. 注意事项

（1）浴液加水后，温度要适中，不能过热，以免烫伤。

（2）沐浴时要注意保暖，避免受寒、吹风，洗浴完毕马上拭干皮肤。

（3）饭前饭后30分钟内不宜药浴。空腹洗浴，容易发生低血糖而虚脱昏倒。

局部浴

本法是借助热力和药物的综合作用，直透局部皮肤腠理，而发挥清热解毒，消肿除湿，祛风杀虫，止痒，活血行气，软化角质，祛腐生肌等功效，从而达到治疗目的。主要针对某个局部病症进行治疗，主要有头面浴、目浴、手足浴。

头面浴

主要是将中药浴液倒入清洁消毒的脸盆中，待浴液温度适宜，进行沐发、洗头、洗面。该浴法在面部皮肤美容及护发美发方面具有显著的疗效，同时对头面部疾病也有治疗作用。其注意事项为：沐发洗面时要注意避风受寒，同时也注意防止浴后受风。对于面部急性炎症性渗出明显的皮肤病应该慎用。

目浴

目浴是将煎剂滤清后淋洗患眼，洗眼时，可用消毒纱布或棉球渍水，不断淋洗眼部；每日2~3次，每次20分钟。目浴往往多是先熏后洗，这种方法除药物直接作用于眼部，达到疏通经络，退红消肿，止痒等效果外，尚有由于药液的温热作用，使眼部气血流畅。

该法使用时要注意药液温度不宜过高，以免烫伤，洗剂必须过滤，以免药渣进入眼内，同时，一切器皿、纱布、棉球及手指必须消毒，尤其是黑睛有陷翳者，用洗法时更须慎重。眼部有新鲜出血或患有恶疮者，忌用本法。

手足浴

手部洗浴除治疗皮肤病、软组织损伤等外，还具有护肤保健作用。手的美感是洁净、细嫩和滋润，适度的洗浴手部，不仅清洁皮肤，而且有防止皮肤老化作用。洗足浴部要用温水，而不能使用冷水，洗完或泡好后要擦干，不要受凉。四肢洗浴要根据患病部位的不同，来决定药液量的多少，洗浴的方法可分别使用浸泡、淋洗或半身沐浴。

1. 药浴按照种类来分

目前常见的有瑶浴、苗浴、藏浴。

（1）瑶浴：主要用于排毒养颜、养心安神、妇科炎症、月子调理、舒筋活络、十二级通脉、减肥降脂、活血化瘀、驱寒祛湿等，长期使用效果显著。

（2）苗浴：用于调节血脂、血糖、血压，舒缓疲劳、护肝养肾、养神醒智、缓解疼痛、静脉曲张、排毒散寒、健脾养心、强筋健骨、增强免疫力、活血通络。

（3）藏浴：用于护肝利胆、类风湿关节炎、腰腿疼痛、健脾养胃、排毒养颜、滋养卵巢、失眠多梦、腰背酸痛、骨质疏松、调理心脑血管。

2. 药浴的功效

必须要配合正确的沐浴方法才能更好地发挥其疗效，尤其对于首次进行药浴的人。现在以全身浴为例，介绍药浴的使用方法。

（1）溶解：用10倍于药包（粉）的开水浸泡5 ~ 10分钟。把溶解好的药包和药水同时倒入木桶里以后要用手揉捏药包，把里面的有效成分挤压出来。

（2）调好水温：根据自己的耐热习惯在39 ~ 45℃之间来调整水温，如果首次泡浴没经验水温就调到夏天39℃，冬天42℃，并且在泡浴过程中适当调整温度。

（3）注意身体反应：首次泡药浴往往因为没有经验，所以有身体反映后就有些害怕不敢再泡下去。正确的做法是，只要在耐受范围之内，鼓励自己多坚持一段时间，最好达到10分钟以上，直到发现有排毒反应后再休息。另外，可以采用中间休息2 ~ 3次，每次3分钟的方法来缓解身体不适，只要累计泡浴时间达到20分钟即可。

（4）根据反应调整：不同的人耐受力有很大的差别，所以第一次进水5 ~ 8分钟时根据对水温的感受，及时调整水温，以达到最佳的效果，否则水温高了会感到难以忍受，水温低又没有效果，直到几次泡浴后对水温的耐受力有了把握，就可以把温度调整到位，达到满意的效果。

药浴安全常识

中医治疗疾病，是按照辨证施治的原则，根据不同的疾病，加入不同的药物，来进行治疗。药浴法是外治法之一，通常用单方或者复方中药煎熬。在家自行组方配制药浴是件比较危险的事情，这就需要我们对药浴的水质如何选择、药浴多少时间合适、药浴适合哪些人群等有一定的了解，才能达到其应有的功效。

药浴水质的选择

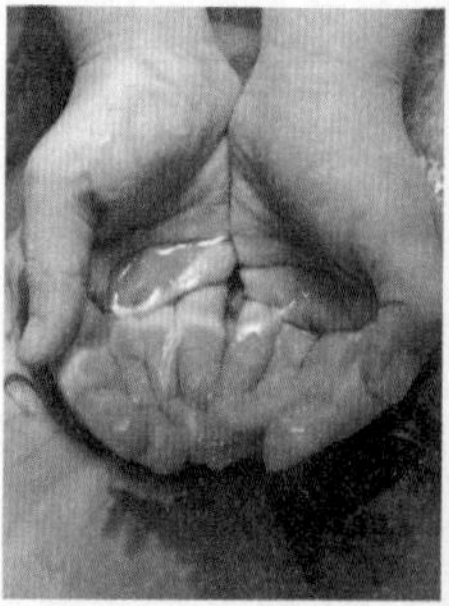

各种洗浴离不开水，水又是药物的媒体，水质软硬度与酸碱度的不同，常常可以产生不同的疗效。药浴的水质必须要清洁不含杂质，因为药浴毕竟不同于一般的洗澡，水质处理不好有时会影响药物作用发挥，甚至产生不良反应。

1. 自来水　城市与大多乡镇均有现成的自来水，水质可靠，可直接用于药浴。但有时水中消毒物质过浓，不适宜直接洗浴。处理自来水时，主要是让其中的消毒成分挥发掉。因此多采用晾晒的办法，即提前将水放入盆、池中 8 ~ 12 小时。如在室外晒 4 小时以上则更好。一些地区的地下水、井水、泉水水质相差很大，不可一概而论。可根据当地居民水壶中水垢的颜色及性质进行判断：如果水垢色白、细腻、则水质好；水垢色黄、粗糙则水质差。

2. 江、河、池塘水　此类水最大的特点是其中杂质较多，直观感觉混浊，有不同的颜色。如用于一般洗澡，尚可将就，但用于药浴就不行了，可用明矾净化法。也可静置于池盆中令泥沙沉淀后再用明矾处理。

3. 矿泉水　天然矿泉水，本身即是良药，应先了解矿泉成分后有针对性地洗浴。城市中的地热水一般也具有矿泉水性质。如果没有天然矿泉，可自己制造矿泉。一是利用矿泉壶，按该矿泉壶使用说明，滤出矿泉水。二是用麦饭石粉或颗粒，放入布袋中，提前置于水中浸泡 6 小时以上，亦可成为矿泉水。

药浴的时间禁忌

1. 饭前、饭后半小内不宜进行全身药浴。

2. 洗浴时间不可太长，尤其是全身热水浴。一旦发生晕厥，应及时扶出浴盆，平卧在休息室床上，同时给病人喝些白开水或糖水，补充体液与能量。

3. 临睡前不宜进行全身热水药浴，以免兴奋，影响睡眠。

药浴禁忌病症

1. 皮肤有创伤、开放性骨折应禁用药浴，防止感染。

2. 心肌梗死、冠心病、主动脉瘤、动脉硬化、重症高血压病，有出血倾向者，不宜使用热水药浴。

3. 严重心肺功能不全者，不宜使用全身热水药浴。

4. 低血糖、高血压和心血管病病人，药浴时间不宜过长（3~6分钟），以防昏倒。有急性传染病、妊娠和妇女月经期不宜进行药浴。年老体弱者，应有医护人员或家属协助照料，以防不测。

用药安全

主要包含三方面，一是必须要有科学的诊断，如果没有一定的科学常识最好不要自己配药方，选药用量不可掉以轻心；二是选药材一定要“真”；三是药浴的正确使用。如在浸泡过程中感到心跳加快或呼吸过于急促时，应起身于通风良好处稍事休息，待恢复后再次浸泡，一般2~3次浸泡即可。

主要注意事项有：全身药浴易发生晕厥，故浴后要慢慢地从浴盆中起身，以免出现体位性低血压，造成一过性脑部缺血、眩晕。泡药浴时，出现轻度胸闷、口干等不适，可适当饮水或喝饮料。药浴时，室温不应低于20℃；局部药浴时，应注意全身保暖；冬季应避风，预防感冒。若有严重不适，应立即停止药浴。

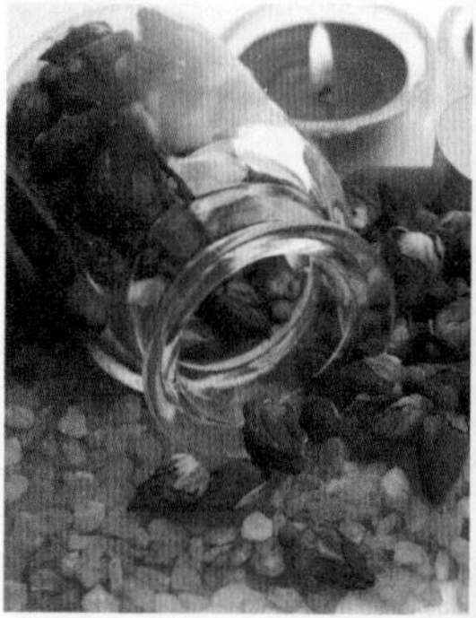

第二篇

经典药浴

——药浴治病一招灵

●药浴，是用药液或含有药液水洗浴全身或局部的一种方法，利用水温热力以及药物本身的功效，通过对皮肤、经络、穴位的刺激和药物的经皮吸收，达到疏通经络、活血祛湿、保健养生的效果。

●本篇列出了121种药浴方法，对每一种药浴的功效、主治病症、使用方法、使用禁忌都做了详尽的阐述。需要说明的是：对于某些药物的适用量，应根据个人具体情况来使用，并遵医嘱实行。

清热解毒

清热解毒药：凡能清热邪、解热毒，适用于治疗热毒病症的药物，就叫清热解毒药。热毒病症主要是指丹毒、斑疹、疮疡、喉痹、痢疾等，由于火热壅盛、郁结成毒的病症。

本节所介绍的药物都能清热解毒，但由于各药性能不同，所以在应用上又各有所长，在应用时必须做适当的选择。例如，连翘常用于热病见高热烦躁、口渴或发疹等症；而金银花用于疮疡肿毒、咽喉肿痛等症。

金银花浴

【性味归经】味甘，性寒。归肺、心、胃、大肠经。
【功能主治】清热解毒，凉散风热。
【处方用量】金银花 100 克。

适用病症

1. 温病初期：具有清热解毒、疏风解表作用，可用以温病初期，发热、微恶风寒、口微渴等症。

2. 痈疽疔毒：用于痈疽疔毒、红肿疼痛等症，常与蒲公英、紫地丁、野菊花等同用，能增强清热解毒作用。

3. 疫痢：具有清热解毒、凉血止痢作用，可用以疫毒侵袭肠胃，与气血搏结，痢下鲜紫脓血，壮热口渴，烦躁不安，甚至神昏谵语等症。

4. 赤痢：可用于因湿热中阻、损伤肠络脂膜，以致下痢脓血、血多于脓、腹痛、里急后重等症，具有良好的效果。

使用方法

1. 熏洗浴：（1）金银花 100 克。（2）加水煎煮 30 分钟，熏洗患处，一般熏 30 分左右。

2. 足浴：每日 1 次。每次 30 分钟。

3. 坐浴：每日 2 次，每次 30 分钟。对于梅毒的二期有一定的效果。

药浴的使用方法

熏洗浴

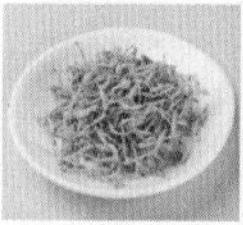
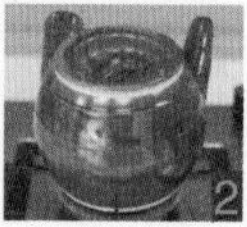

（1）金银花 100 克。
（2）加水煎煮 30 分钟，熏洗患处，一般熏 30 分左右。

直接泡浴法

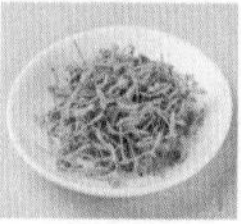
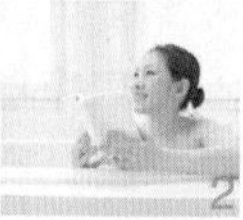

（1）金银花若干。
（2）把金银花放入热水中，泡浴时间30分钟。

足浴

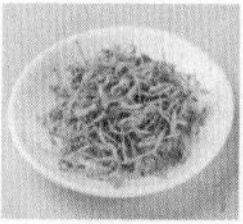
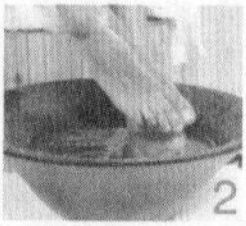

每日1次。每次30分钟。

坐浴

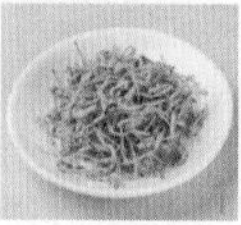
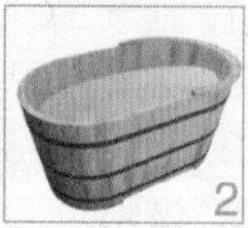

每日2次，每次30分钟。对于梅毒的二期有一定的效果。

浓汁制作方法

（1）取金银花 100 克。
（2）把金银花放在容器当中。
（3）加水，容器中加入的水要浸没药材。
（4）药材浸泡后，加热至沸腾。
（5）保持药材沸腾 30 分钟。
（6）倒出金银花汁，依照上面的方法煎煮 2~3 次，待冷却后放入冰箱，下次用时再取出。

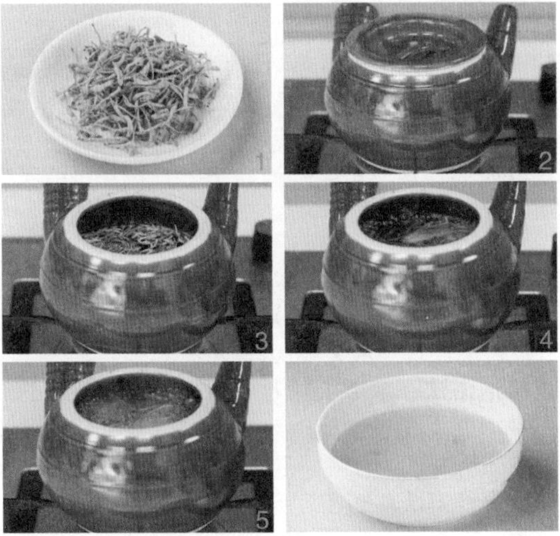

穿心莲浴

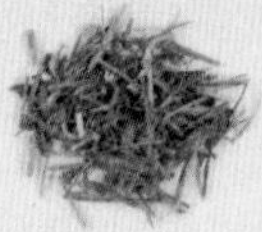

【性味归经】味苦，性寒。归心、肺、大肠、膀胱经。

【功能主治】清热解毒，凉血，消肿，燥湿。

【处方用量】穿心莲 100 克。

适用病症

1. **外感风热：**具有清热解毒的作用，对外感风邪所致的发热重、微恶风、有汗、咽喉红肿疼痛、咳嗽、痰黏或黄有良好的效果。

2. **泄泻：**能有效缓解湿热所致泄泻腹痛，泻下急迫，粪色黄褐，小便短黄。

3. **疮疖肿毒：**可用于各种疮痈肿毒。

4. **毒蛇咬伤：**取其鲜叶、配合七叶一枝花、白花蛇舌草，水煎服效果更佳。

使用方法

1. **熏洗法：**取穿心莲 100 克，加水煎煮 30 分钟，趁热熏洗患处，一般为 30 分钟左右。

2. **直接泡浴法：**取穿心莲若干，加入到准备好的热水当中，使用者在含药的热水中进行全身药浴，一般为 30 分钟。

3. **浓汁制作方法：**制作方法参照 P17。

4. **浴足：**每日 1 次。每次 30 分钟。

大青叶与板蓝根浴

【性味归经】味苦，性寒。归心、胃经。
【功能主治】清热，解毒，凉血，利咽。
【处方用量】板蓝根 100 克。

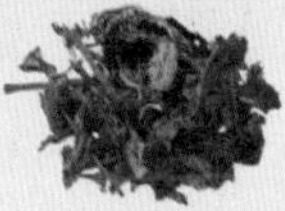

适用病症

1. 流行性腮腺炎： 板蓝根煎水服用，连服 5 天，有一定的预防作用。

2. 丹毒痈肿： 二者具有清热，解毒，凉血的作用，药浴效果明显。

3. 流行性感冒： 板蓝根、羌活配合使用，煎汤，具有良好的效果。

4. 痘疹出不快： 二者可单独使用，也可配合使用。

使用方法

1.熏洗法： 取板蓝根100克，加水煎煮30分钟，趁热熏洗患处，一般为30分钟左右。

2.直接泡浴法： 取板蓝根或大青叶若干，加入到准备好的热水当中，使用者在含药的热水中进行全身药浴，一般为30分钟。

3.浓汁制作方法： 制作方法参照P17。

4.煎煮泡浴法： 直接把板蓝根加水煎煮30分钟，待水温合适后进行药浴。

贯众浴

【性味归经】性微寒，味苦。归肝、脾经。
【功能主治】清热解毒，凉血止血，杀虫。
【处方用量】贯众 100 克。

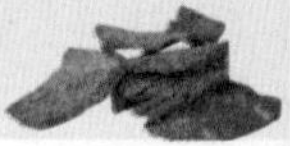

适用病症

1.寄生虫病：取其清热解毒、杀虫的功效，对于绦虫、蛔虫、钩虫等多种肠寄生虫病，有良好的效果。
2.出血证：贯众浴有凉血止血的功效，可用于吐血、便血、崩漏等出血证。
3.血痢：取贯众若干，煎酒服，具有一定的疗效。
4.麻疹：对于各种麻疹及麻疹的各个阶段均有可靠的疗效。
5.妇科疾病：对于阴道炎、宫颈炎、盆腔炎等妇科疾病，贯众浴具有较好的疗效。

使用方法

1.熏洗法：取贯众100克，加水煎煮30分钟，趁热熏洗患处，一般为30分钟左右。
2.浓汁制作方法：制作方法参照P17。
3.灌肠法：加水煎煮30分钟，用3层纱布过滤，待水温适宜后进行治疗，此法须在医生指导下进行。
4.直接泡浴法：取贯众若干，加入到准备好的热水当中，使用者在含药的热水中进行全身药浴，一般为30分钟。

蒲公英浴

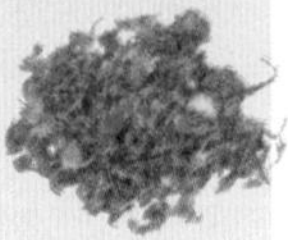

【性味归经】微苦、甘，性寒。归肝、脾经。
【功能主治】清热解毒，消肿散结，利湿通淋。
【处方用量】蒲公英 350 克。

适用病症

1. 疔疮肿毒： 取其清热解毒、消肿散结功效，对于疔疮肿毒是最佳的药浴。

2. 乳痈初起： 对于乳痈初期，可与忍冬藤、生甘草等使用，效果极佳。

3. 急性结膜炎： 蒲公英配合菊花、薄荷等，煎服，有一定的疗效。

4. 目赤肿痛： 蒲公英尤擅清肝热，治疗肝热目赤肿痛，配合汤剂效果更好。

使用方法

1. 熏洗法： 取蒲公英 350 克，加水煎煮 30 分钟，趁热熏洗患处，一般为 30 分钟左右。

2. 直接泡浴法： 取蒲公英若干，加入到准备好的热水当中，使用者在含药的热水中进行全身药浴，一般为 30 分钟。

3. 浴足： 每日 2 次，每次 30 分钟，可用于湿热黄疸、热淋涩痛。

紫花地丁浴

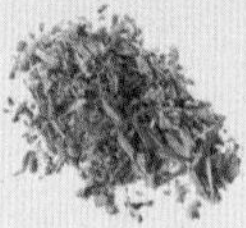

【性味归经】味苦、微辛，性寒。归心、肝经。

【功能主治】清热解毒，凉血消肿。

【处方用量】紫花地丁 20 克。

适用病症

1. 疔毒痈疮：各种疔毒痈疮，红肿热痛者，可捣烂口服汁液，用药渣敷患处，以提高疗效。

2. 黄疸内热：取其清热解毒的功效，可用紫花地丁研末，酒送下，有一定的疗效。

3. 毒蛇咬伤：紫花地丁浴可治疗毒蛇咬伤，同时可将鲜品捣汁内服，用药渣敷患处，效果更好。

4. 防病保健：对于一些致病菌具有不同程度的抑制作用，可保护家人的健康。

使用方法

1.熏洗法：取紫花地丁20克，加水煎煮30分钟，趁热熏洗患处，一般为30分钟左右。

2.直接泡浴法：取紫花地丁若干，加入到准备好的热水当中，使用者在含药的热水中进行全身药浴，一般为30分钟。

3.浓汁制作方法：可用于清洗双眼（制作方法参照P17）。

4.浴足：每日1次，每次30分钟。

野菊花浴

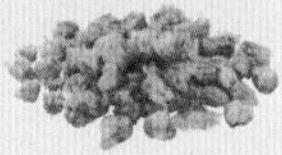

【性味归经】性微寒，味苦、辛。归肺、肝经。

【功能主治】清热解毒，疏风平肝。

【处方用量】野菊花 200 克。

适用病症

1. 痈疽疔肿：取其清热解毒的功效，对痈疽疔疮疗效确切，也可以取鲜品敷患处，效果亦佳。

2. 皮肤病：可用于湿疹、皮肤瘙痒等症状，配合苦参、白藓皮，可提高疗效。

3. 咽喉肿痛：野菊花具有清热解毒、利咽止痛的功效，对于热毒上攻所致的咽喉肿痛，效果明显。

4. 妇科疾病：对宫颈炎、慢性盆腔炎、外生殖器瘙痒等证，具有一定的效果。

使用方法

1. 熏洗法：取野菊花 200 克，加水煎煮 30 分钟，趁热熏洗患处，一般为 30 分钟左右。

2. 直接泡浴法：取野菊花若干，加入到准备好的热水当中，使用者在含药热水中进行全身药浴，一般为 30 分钟。

3. 浓汁制作方法：制作方法参照 P17。

4. 坐浴：每日 2 次，每次 30 分钟，可用于外阴瘙痒。

拳参浴

【性味归经】味苦，性凉。归肺、肝、大肠经。

【功能主治】清热解毒，凉血止血，镇肝息风。

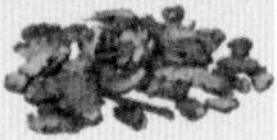

【处方用量】拳参 30 克。

适用病症

1. **赤痢脓血，湿热泄泻：**取其清热解毒、凉血止血的功效，对赤痢、泄泻有一定的疗效。
2. **痈肿疮毒：**拳参不仅可治疗各种痈肿，而且对瘰疬有很好的效果，药浴后可将拳参捣烂敷患处，效果显著。
3. **热病抽搐：**拳参有镇惊息风之功效，与钩藤、全蝎配合使用，治热病高热神昏，惊痫抽搐。
4. **毒蛇咬伤：**拳参能清热解毒，消肿散结，在药浴后，可将拳参捣烂敷于患处。

使用方法

1. **熏洗法：**取拳参 30 克，加水煎煮 30 分钟，趁热熏洗患处，一般为 30 分钟左右。
2. **浓汁制作方法：**制作方法参照 P17。
3. **坐浴：**每日 2 次，每次 30 分钟，可用于赤痢脓血、湿热泻痢。
4. **足浴：**每日 1 次，每次 30 分钟。

鱼腥草浴

【性味归经】性微寒，味辛。归肺经。

【功能主治】清热解毒，排脓消痈，利尿通淋。

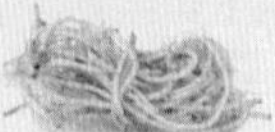

【处方用量】鱼腥草 100 克。

适用病症

1. **痈肿疮毒：** 取其清热解毒、排脓消痈的功效，药浴后将鲜品捣烂外敷患处，效果极佳。
2. **肺痈：** 鱼腥草是治疗肺痈咳吐脓血的要药，可与桔梗、芦根等同用，以加强清热解毒，消肿排脓作用。
3. **淋证：** 鱼腥草有清热解毒、利尿通淋的功效，可治疗湿热淋证。
4. **流行性腮腺炎：** 新鲜鱼腥草适量，捣烂外敷患处。

使用方法

1. **熏洗法：** 取鱼腥草 100 克，加水煎煮 30 分钟，趁热熏洗患处，一般为 30 分钟左右。
2. **浓汁制作方法：** 本方法是一次性取鱼腥草浓汁若干，每次使用时将其加入到热水中进行药浴。
3. **足浴：** 每日 1 次，每次 30 分钟。
4. **直接泡浴法：** 取鱼腥草若干，加入到准备好的热水当中，使用者在含药的热水中进行全身药浴，一般为 30 分钟。

败酱草浴

【性味归经】味辛、苦，性微寒。归肝、胃、大肠经。
【功能主治】清热解毒，凉血，消痈排脓，祛瘀止痛。

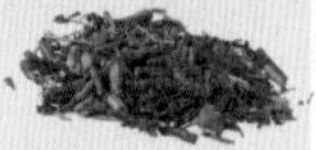

【处方用量】败酱草 100 克。

适用病症

1. 热毒疮疔： 取其清热解毒、凉血、消痈排脓的功效，药浴后把鲜品捣烂外敷于患处，效果更佳。
2. 痈肿： 对于肠痈、肺痈等各种痈肿导致的疾病，可分别配以红藤、薏苡仁等，效果更好。
3. 新生儿红斑： 败酱草有消痈排脓、祛瘀止痛的功效，对其具有一定的治疗效果。
4. 产后腹痛： 对于产后瘀血，腹中刺痛，可配合红花、山楂等药，疗效显著。

使用方法

1. 直接泡浴法： 取败酱草 200 克，加入热水当中，在含药的热水中进行全身药浴，一般为 30 分钟。
2. 熏洗法： 取败酱草若干，加水煎煮 30 分钟，趁热熏洗患处，一般为 30 分钟左右。
3. 新生儿红斑浴： 败酱草 60 克，加水 2500 毫升，煮沸 5 分钟后倒入小儿洗澡的盆里，将患儿浸泡至药液内 5 分钟，每日 1 次。

马齿苋浴

【性味归经】性寒，味甘、酸。入心、肝、脾、大肠经。

【功能主治】清热解毒，利水祛湿，散血消肿。

【处方用量】马齿苋 20 克。

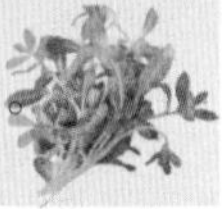

适用病症

1. 痈肿疮疡： 取其清热解毒、散血消肿的功效，对于热毒疮疡有显著疗效，可同时取鲜品捣烂敷于患处，效果更佳。

2. 湿热下痢： 马齿苋具有清热解毒、凉血止血之功，为治痢疾的常用药物。

3. 崩漏便血： 马齿苋有清热凉血、止血之效，对血热妄行、崩漏下血有一定的效果。

4. 热淋血淋： 单用或配其他止血通淋药，效果更好。

5. 防病保健： 对痢疾杆菌、伤寒杆菌和大肠杆菌有较强的抑制作用，可用于各种炎症的辅助治疗。

使用方法

1. 熏洗法： 取马齿苋 20 克，加水煎煮 30 分钟，趁热熏洗患处，一般为 30 分钟左右。

2. 浓汁制作方法： 制作方法参照 P17。

3. 坐浴： 每日 2 次，每次 30 分钟。可用于生殖泌尿系统疾病，如湿热下痢、痔疮出血等。

半边莲浴

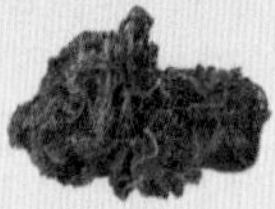

【性味归经】味甘，性平。归心经、肺经、小肠经。

【功能主治】清热解毒，利水消肿。

【处方用量】半边莲100克。

适用病症

1.毒蛇咬伤：半边莲浴有清热解毒的功效，善治毒蛇咬伤，可单味煎服或鲜品捣汁加酒服；若与黄芩、黄连等清热解毒药同用，则疗效更佳。

2.痈肿疔疮：取其鲜品适量捣烂，敷患处，具有一定的疗效。

3.湿热泄泻：取其清热解毒、利水消肿的功效，半边莲适量，水煎服，对其有一定的效果。

4.乳腺炎：鲜半边莲适量，捣烂敷患处，效果确切。

使用方法

1. 直接泡浴法：取半边莲100克，加入到准备好的热水当中，在含药的热水中进行全身药浴，一般为30分钟。

2. 浓汁制作方法：本方法是一次性取半边莲浓汁若干，每次使用时将其加入到热水中进行药浴。

3. 熏洗法：取地锦草若干，加水煎煮30分钟，趁热熏洗患处，一般为30分钟左右。对于乳房肿痛，同时用力按摩乳房。

四季青浴

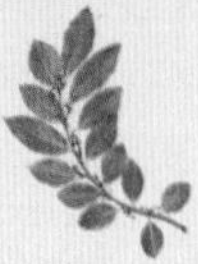

【性味归经】味苦、涩，性寒。归肺、心经。

【功能主治】清热解毒，生肌敛疮，活血止血。

【处方用量】四季青 250 克。

适用病症

1.水火烫伤： 四季青浴有清热解毒、凉血、敛疮之功，用于水火烫伤。在用四季青浴冲洗后，可将四季青鲜品捣烂，与麻油调敷，外敷患处，效果更佳。

2.外伤出血： 四季青浴有收敛止血之效。用于外伤出血，可将鲜叶捣烂，外敷伤口，疗效显著。

3.肺热咳嗽，咽喉肿痛： 四季青浴能清泻肺火而解热毒。用于肺火上壅致咳嗽、咽痛，以及风热感冒。

4.下肢溃烂： 可用四季青干叶研成细粉，用麻油调涂患处，疗效更佳。

使用方法

1. 熏洗法： 取四季青 250 克，加水煎煮 30 分钟，趁热熏洗患处，一般为 30 分钟左右。

2. 直接泡浴法： 取四季青若干，加入到准备好的热水当中，在含药的热水中进行全身药浴，一般为 30 分钟。

3. 浓汁制作方法： 制作方法参照 P17。

4. 坐浴： 每日 2 次，每次 30 分钟。

红藤浴

【性味归经】味苦，性平。归大肠经、肝经。
【功能主治】清热解毒，活血，祛风止痛。
【处方用量】红藤 60 克。

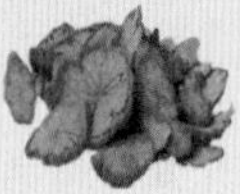

适用病症

1 热毒疮疡：红藤浴具有清热解毒，活血的功效，可治疗各种原因引起的疮疡肿毒。
2. 肠痈：红藤是治疗肠痈的要药，红藤可配合紫花地丁使用，效果更佳。
3. 风湿筋骨疼痛：取其清热解毒、祛风止痛的功效，可水煎服使用。
4. 妇科疾病：红藤浴既能活血，又能祛风止痛，对于血崩、血虚经闭等妇科病有很好的疗效。
5. 跌打损伤：红藤配合骨碎补使用，捣烂敷伤处。

使用方法

1. 直接泡浴法：取红藤 60 克，加入到准备好的热水当中，在含药的热水中进行全身药浴，一般为 30 分钟。
2. 熏洗法：取红藤若干，加水煎煮 30 分钟，趁热熏洗患处，一般为 30 分钟左右。
3. 酊浴：加入白酒当中浸泡 2 周以上，适量涂抹后，再按摩跌打损伤处。

清热燥湿

清热燥湿药：本类药物药性苦寒，清热之中燥湿力强，称为清热燥湿药。清热燥湿药用于湿热内蕴或湿邪化热的症状，如心烦口苦、小便短赤、泄泻、痢疾、黄疸、关节肿痛等病症。因湿热所侵机体部位的不同，临床症状各有所异：如湿温或暑温夹湿、湿热蕴结、气机不畅，则症见身热不扬、胸脘痞闷、小便短赤、舌苔黄腻；如湿热蕴结脾胃、升降失常，则症见脘腹胀满、呕吐、泻痢等。

清热燥湿药一般不适用于津液亏耗或脾胃虚弱等证，如需使用，亦应分别配伍养阴或益胃药同用。

蚤休浴

【性味归经】味苦，性凉，有小毒。归心经、肝经。

【功能主治】清热解毒，平喘止咳，息风定惊。

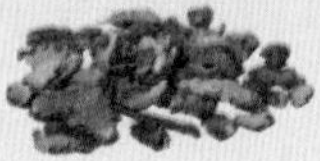

【处方用量】蚤休 60 克。

适用病症

1. 痈疮疔毒：取其清热解毒、消肿止痛的功效，在药浴的同时，将其研成粉末，加入醋调成糊状，外敷于患处，效果极佳。

2. 毒蛇咬伤：将蚤休鲜根捣烂，外敷于患处。蚤休是治疗毒蛇咬伤的要药，对毒蛇咬伤效果显著。

3. 跌打损伤：取其根水煎服，药渣同酒糟捣烂外敷于患处。

4. 脱肛：蚤休适量，用醋磨汁，外涂患部。

使用方法

1. 直接泡浴法：取蚤休 60 克，加入到准备好的热水当中，使用者在含药的热水中进行全身药浴，一般为 30 分钟。

2. 熏洗法：取蚤休若干，加水煎煮 30 分钟，趁热熏洗患处，一般为 30 分钟左右。

3. 酊浴：取蚤休 60 克，加入白酒当中浸泡 1 周以上，适量涂抹后，再按摩跌打损伤处。

黄连浴

【性味归经】味苦，性寒。归心、胃、肝、大肠经。

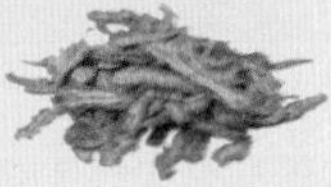

【功能主治】清热燥湿，泻火解毒。

【处方用量】黄连100克。

适用病症

1. 热毒疮疡： 黄连浴既能清热燥湿，又能泻火解毒，是治疗热毒疮疡的良药。可配合赤芍、牡丹皮等来提高疗效。

2. 呕吐、泻痢： 用于湿热内蕴、肠胃湿热导致的呕吐、泻痢，是治疗湿热泻痢的要药。

3. 耳目肿痛： 取其清热燥湿、泻火解毒的功效，用黄连浴洗双眼。

4. 防病保健： 对于一些致病菌有抑制作用，可保护家人健康。

使用方法

1. 熏洗法： 取黄连10克，加水煎煮30分钟，趁热熏洗患处，一般为30分钟左右，可用于耳道流脓、疔毒。

2. 直接泡浴法： 取黄连10克，加入到准备好的温水当中，在含药的热水中进行全身药浴，一般为30分钟。

3. 洗眼浴： 用3层纱布过滤黄连浓汁，清洗双目，每次10分钟。

龙胆草浴

【性味归经】味苦，性寒。归肝经、胆经、膀胱经。

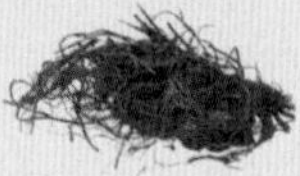

【功能主治】清热燥湿，泻肝定惊。

【处方用量】龙胆草 150 克。

适用病症

1. **热痢：** 龙胆草浴有清热燥湿的功效，可配合木棉花、红猪母菜等来提高疗效。

2. **目赤肿痛：** 龙胆草水煎，取渣捶烂敷眼，具有一定的效果。

3. **惊厥抽搐：** 可用于高热等原因引起的惊厥、手足抽搐等症。

4. **实火上炎：** 龙胆草苦寒沉降，能泻肝胆实火。

使用方法

1. **熏洗法：** 取龙胆草150克，加水煎煮30分钟，趁热熏洗患处，一般为30分钟。

2. **直接泡浴法：** 取龙胆草若干，加入到准备好的热水当中，使用者在含药的热水中进行全身药浴，一般为30分钟。

3. **浓汁制作方法：** 制作方法参照 P17。

4. **坐浴：** 每日2次，每次30分钟，可用于泌尿生殖系统疾病。

秦皮浴

【性味归经】味苦，性寒。归肝、胆、大肠经。
【功能主治】清热燥湿，清肝明目，收涩止痢。
【处方用量】秦皮 60 克。

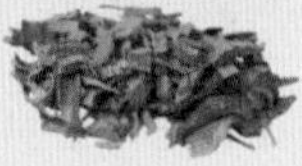

适用病症

1. **热毒泻痢：** 取其清热燥湿、收涩止痢的功效，对热毒有很好的疗效，可配合白头翁、黄柏等使用，效果更佳。
2. **赤眼及眼睛上疮：** 秦皮浴能既能清热燥湿，又能清肝明目，可用其清洗双眼。
3. **妇人赤白带下，血崩不止：** 秦皮浴对妇科疾病效果很好，同时可配合丹皮、当归来提高疗效。
4. **睑腺炎，大便干燥：** 秦皮配合大黄使用，水煎服。

使用方法

1. **熏洗法：** 取秦皮 60 克，加水煎煮 30 分钟，趁热熏洗患处，一般为 30 分钟。
2. **浓汁制作方法：** 制作方法参照 P17。可用浓汁清洗双眼。
3. **直接泡浴法：** 取秦皮若干，加入到准备好的热水当中，在含药的热水中进行全身药浴，一般为 30 分钟。
4. **坐浴：** 每日 2 次，每次 30 分钟，可用于妇科疾病。

苦参浴

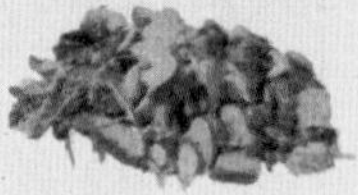

【性味归经】味苦，性寒。归肝、肾、大肠、膀胱经。

【功能主治】清热燥湿，杀虫，利尿。

【处方用量】苦参 60 克。

适用病症

1. 小便不利：可治疗各种原因引起的小便不利，灼热涩痛。尤其对妇女因妊娠而引起的小便不利有较好的疗效。

2. 带下阴痒：取其清热燥湿、杀虫、利尿的功效，对湿热所致的妇女带下色黄，以及男性阴肿，阴痒均有很好的治疗作用。

3. 湿热泻痢：苦参浴对胃肠湿热所致的泻痢具有一定的疗效。

4. 血痢不止：苦参炒焦为末，制丸服，有良效。

使用方法

1. 直接泡浴法：将苦参 60 克，放入到水中煎煮 30 分钟，在含药的热水中进行全身药浴，一般为 30 分钟。

2. 熏洗法：取苦参若干，加水煎煮 30 分钟，趁热熏洗患处，一般为 30 分钟。

3. 坐浴：每日 2 次，每次 30 分钟。治疗妇科带下瘙痒、湿热泻痢和各种便血疾病。

白藓皮浴

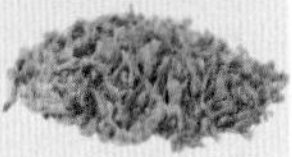

【性味归经】味苦、咸，性寒。归脾、肺、小肠、胃、膀胱经。

【功能主治】祛风燥湿，清热解毒，止痒。

【处方用量】白藓皮60克。

适用病症

1. 风湿热痹： 取其清热燥湿、祛风通痹的功效，对于湿热引起的肌肉、关节红肿热痛者有一定的效果。

2. 湿热黄疸： 白藓皮浴能清热燥湿，可治疗湿热蕴蒸导致的黄疸、尿赤。

3. 湿热所致皮肤病： 有清热燥湿、止痒的功效，对于肌肤溃烂、疮毒、湿疹、风疹等有确切的效果。

4. 急性肝炎： 白藓皮浴有祛风、燥湿、清热、解毒的功效，可配合茵陈、栀子等同时使用。

使用方法

1. 直接泡浴法： 将白藓皮60克，放入到水中煎煮30分钟，使用者在含药的热水中进行全身药浴，一般为30分钟。

2. 浓汁制作方法： 本方法是一次性取白藓皮浓汁若干，每次使用时将其加入到热水中进行药浴。

3. 熏洗法： 取白藓皮若干，加水煎煮30分钟，趁热熏洗患处，一般为30分钟。

椿皮浴

【性味归经】味苦、涩，性寒。归大肠、胃、肝经。
【功能主治】清热燥湿，收涩止带，止泻，止血。

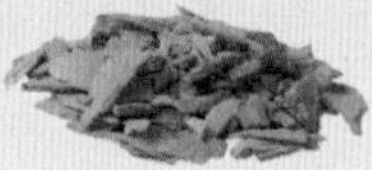

【处方用量】椿皮 160 克。

适用病症

1. **赤白带下**：椿皮浴苦可燥湿，寒以清热，涩能收敛。既可清热燥湿，又能收敛止带，为止带之常用药物。对于湿热下注，带脉失约而致赤白带下者，具有一定的疗效。
2. **久泻久痢，湿热泻痢**：取其收涩止泻、清热燥湿的功效，对于久泻久痢，湿热泻痢效果明显。
3. **崩漏经多**：椿皮浴能收敛止血，因其性寒，对于血热崩漏、便血者、治崩漏、月经过多者有一定的效果。
4. **蛔虫腹痛**：椿皮浴有杀虫功效，对于蛔虫腹痛有效。

使用方法

1. **直接泡浴法**：将椿皮 60 克，放入到水中煎煮 30 分钟，在含药的热水中进行全身药浴，一般为 30 分钟。
2. **足浴**：每日 1 次，每次 10 分钟。
3. **坐浴**：每日 2 次，每次 30 分钟。
4. **灌肠法**：椿皮加热煮 30 分钟，用三层纱布过滤，待水温合适后再进行灌肠，须在医生指导下进行。

解表

解表药：凡能疏肌解表、促使发汗，用以发散表邪、解除表证的药物，称为解或发表药。所谓表证，就是指病在浅表。多见于外感初期，肺部受邪，症状有恶寒、发热头痛、无汗或有汗、鼻塞、咳嗽、苔薄白、脉浮等。相当于现代医学的上呼吸道感染及传染病初期的症状。解表药一般都具有发汗的功效，通过发汗而达到发散表邪，以解除表证的目的。部分药物兼有利尿消肿、止咳平喘、透疹和止痛等作用。解表药虽有辛散发汗之共性，但其性质又有温、凉不同，所以用以治疗表证时必须注意辨证准确，分清表寒证或是表热证。

麻黄浴

【性味归经】味辛、微苦，性温。归肺、膀胱经。

【功能主治】发汗散寒，宣肺平喘，利水消肿。

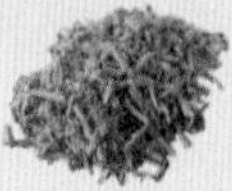

【处方用量】麻黄 60 克。

适用病症

1. 外感风寒： 可治疗由风寒邪气导致的恶寒发热、头身疼痛、无汗等症。麻黄有发汗解表的功效，常与桂枝配合使用，以提高疗效。

2. 哮喘： 麻黄能宣肺气，平喘咳，可用于治疗各种原因引起的哮喘，其内服的平喘效果是最为显著的，辅助于药浴的治疗能起到事半功倍的效果。

3. 水肿： 取其发汗利水的作用以消水肿，常配生姜、白术等同用。

使用方法

1. 直接泡浴法： 将麻黄 60 克，放入到水中煎煮 30 分钟，使用者在含药的热水中进行全身药浴，一般为 30 分钟。

2. 浓汁制作方法： 本方法是一次性取麻黄浓汁若干，每次使用时将其加入到热水中进行药浴。

3. 熏洗法： 取麻黄若干，加水煎煮 30 分钟，趁热熏洗患处，一般为 30 分钟。

桂枝浴

【性味归经】味辛、甘，性温。归心、肺、膀胱经。

【功能主治】发汗解肌，温经通脉，散寒止痛。

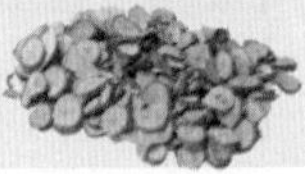

【处方用量】桂枝 100 克。

适用病症

1. 寒凝血滞诸痛证：桂枝有温通经脉，散寒止痛之效。对脘腹冷痛、产后腹痛、肩臂疼痛，可配合不同的药物来提高疗效。

2. 风寒感冒：桂枝有发汗解肌、外散风寒之功。常与麻黄同用，以开宣肺气，发散风寒。

3. 心悸：桂枝能助心阳，通血脉，止悸动。

4. 颈椎病：桂枝可配合白芍、甘草、生姜、大枣等共同使用，具有一定的疗效。

使用方法

1. 直接泡浴法：将桂枝 50 克，放入到水中煎煮 30 分钟，使用者在含药的热水中进行全身药浴，一般为 30 分钟。

2. 浓汁制作方法：本方法是一次性取桂枝浓汁若干，每次使用时将其加入到热水中进行药浴。

3. 精油制备：进行药浴的同时在局部擦精油，效果更佳。

香薷浴

【性味归经】味辛、甘，性温，无毒。归肺、胃、脾经。
【功能主治】发汗解表，化湿和中，利水消肿。
【处方用量】香薷 20 克。

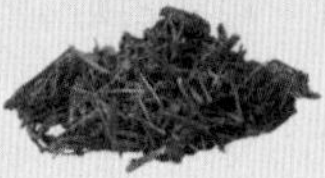

适用病症

1. **水肿**：香薷具有化湿和中、利水消肿的作用，可用于脚气水肿者。
2. **伤暑**：由于暑天因乘凉或生冷不节，以致头痛发热、干呕、四肢发冷等症状，香薷浴可发汗解表，化湿和中，因此是治疗伤暑证的最佳选择。
3. **鼻血不止**：香薷研末，水冲服。
4. **小便不利**：取其利水消肿的功效，患者使用香薷浴后可起到通利小便的作用。
5. **心烦胁痛**：用香薷捣汁服用。

使用方法

1.**直接泡浴法**：将香薷20克，放入到水中煎煮30分钟，使用者在含药的热水中进行全身药浴，一般为30分钟。
2.**浓汁制作方法**：制作方法参照P17。
3.**足浴**：每日1次，每次30分钟。可用于脚气水肿。
4.**坐浴**：每日1次，每次30分钟，可用于小便不利。

荆芥浴

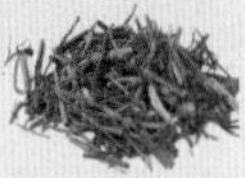

【性味归经】味辛、微苦，性微温。归肺经、肝经。

【功能主治】解表散风，透疹，消疮，止血。

【处方用量】荆芥 50 克。

适用病症

1. 外感表证： 荆芥浴长于发表散风，对于外感表证，无论风寒、风热或寒热不明显者，均可广泛使用。

2. 疮疡初起兼有表证： 取其解表散风、消疮的功效，在疮疡初起效果明显。但是配置复方药浴须在医生的指导下方可使用。

3. 出血证： 对于吐血、便血、崩漏等多种出血证有一定的疗效，同时可配合升麻、槐花炭等使用。

4. 麻疹不透： 荆芥可配合蝉蜕、薄荷同时使用。

使用方法

1. 直接泡浴法： 将荆芥 60 克，放入到水中煎煮 30 分钟，在含药的热水中进行全身药浴，一般为 30 分钟。

2. 浓汁制作方法： 本方法是一次性取荆芥浓汁若干，每次使用时将其加入到热水中进行药浴。

3. 精油制备： 进行药浴的同时在局部擦精油，效果更佳。

防风浴

【性味归经】味辛、甘，性微温。归膀胱、肺、脾、肝经。
【功能主治】祛风解表，胜湿止痛，解痉，止痒。

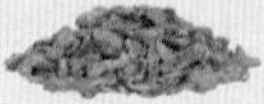

【处方用量】防风 60 克。

适用病症

1. **风湿痹痛：**防风浴既能祛风解表，又能胜湿止痛，与桂枝、羌活等配伍可提高疗效。
2. **肺寒咳嗽：**取其祛风解表、胜湿止痛的功效，配合五味子、半夏共奏温肺化痰、止咳的功效。
3. **外感表证：**用于感受风寒所致的头痛、身疼、恶寒等证，或属风热壅盛，目赤肿痛之证，疗效显著。
4. **破伤风：**防风浴有祛风止痉的功效，或与天麻配伍，内服使用，效果更好。

使用方法

1. **熏洗法：**取防风 60 克，加水煎煮 30 分钟，趁热熏洗患处，一般为 30 分钟。
2. **直接泡浴法：**将防风若干，放入到水中煎煮 30 分钟，在含药的热水中进行全身药浴，一般为 30 分钟。
3. **浓汁制作方法：**本方法是一次性取防风浓汁若干，每次使用时将其加入到热水中进行药浴。
4. **防风精油：**患处涂擦精油，可用于感冒头痛。

白芷浴

【性味归经】性温，味辛。归肺经、脾经、胃经。
【功能主治】祛风散寒，燥湿止带，通窍止痛。
【处方用量】白芷 50 克。

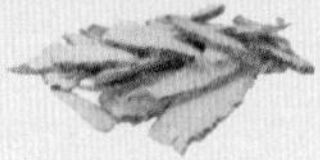

适用病症

1. **外感风寒：** 对“风邪”引起的外感表证，如头痛、鼻塞等有一定的效果。
2. **妇人带下：** 白芷浴能够治疗妇人由于湿热所致白带过多，疗效明显。
3. **鼻塞、头晕：** 有化湿通鼻窍之功，对鼻痛、鼻渊浊涕有良好的作用。
4. **痔疮：** 白芷浴具有祛风散寒、止痛的功效，可缓解痔疮的症状。

使用方法

1. **直接泡浴法：** 将白芷 50 克，放入到水中煎煮 30 分钟，在含药的热水中进行全身药浴，一般为 30 分钟。
2. **熏洗法：** 取白芷若干，加水煎煮 30 分钟，趁热熏洗患处，一般为 30 分钟。
3. **坐浴：** 每日 1 次，每次 30 分钟。
4. **浓汁制作方法：** 本方法是一次性取白芷浓汁若干，每次使用时将其加到热水中进行药浴。

细辛浴

【性味归经】味辛，性温，有小毒。归肺、肾、心、肝、胆经。
【功能主治】散寒祛风，止痛，温肺化饮，通窍。

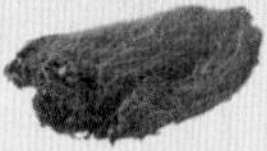

【处方用量】细辛 20 克。

适用病症

1. 肺寒咳喘： 细辛既能发散风寒，又可温肺化饮，可将细辛熏蒸，之后再进行一次药浴。

2. 风寒感冒： 细辛长于解表散寒，祛风止痛，可治疗由风寒之邪所导致的头身疼痛、发热、牙痛等，常与羌活、防风等同用，可提高疗效。

3. 肿胀： 对于各种原因所致的肿胀，特别是机体炎症肿胀，细辛浴疗效显著。

使用方法

1. 坐浴： 细辛适量，加水煎煮 30 分钟，待到药液水温适宜时，浸泡双足。每日 1 次，每次 30 分钟。

2. 直接泡浴法： 将细辛 20 克，放入到水中煎煮 30 分钟，使用者在含药的热水中进行全身药浴，一般为 30 分钟。

3. 浓汁制作方法： 本方法是一次性取细辛浓汁若干，每次使用时将其加到热水中进行药浴。

4. 精油制备： 药浴的同时可在局部擦精油，疗效更佳。

藁本浴

【性味归经】味辛，性温。归膀胱经、肝经。

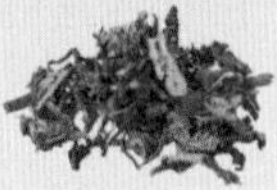

【功能主治】祛风，散寒，除湿，止痛。

【处方用量】藁本60克。

适用病症

1. 风寒湿痹：藁本浴能祛风散寒、除湿止痛，与姜活、防风等同用可提高疗效。

2. 风寒感冒，巅顶头痛：取其祛风、散寒、除湿、止痛之功效，治疗头痛、鼻塞、巅顶痛甚者效果显著。也可用于由外感风寒湿邪所导致的全身疼痛。

3. 小儿疥癣：可用藁本粉末擦头发，同时为小儿洗浴，效果俱佳。

4. 防病保健：对于常见的致病性皮肤癣菌有抗菌作用。

5. 寒滞肝脉、腹疼痛。

使用方法

1. 直接泡浴法：将藁本60克，放入到水中煎煮30分钟，在含药的热水中进行全身药浴，一般为30分钟。

2. 浓汁制作方法：浓汁制作发法是一次性取藁本浓汁若干，每次使用时将其加入到热水中进行药浴。

3. 精油制备：藁本含有特殊香味的挥发油，药浴的同时可在局部擦精油，疗效更佳。

苍耳子浴

【性味归经】味苦、甘、辛，性温，有小毒。归肺、肝经。
【功能主治】散风寒，通鼻窍，祛风湿，止痒。

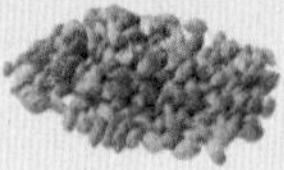

【处方用量】苍耳子 50 克。

适用病症

1. **鼻渊：** 取其散风除湿、通窍止痛的功能，对于鼻渊及伴有头痛、鼻塞特别有效。
2. **皮肤病：** 苍耳子浴既能祛风湿，又能止痒，对于风疹、湿疹、疥癣等皮肤病，是治疗的最佳药浴之一。
3. **牙痛：** 苍耳子研成细末，与鸡蛋炒熟，服食有一定的疗效。
4. **疟疾：** 鲜苍耳子洗净捣烂，加水煎煮去渣，打入鸡蛋煮熟，在发作前服用。

使用方法

1. **熏洗法：** 取苍耳子 50 克，加水煎煮 30 分钟，趁热熏洗患处，一般为 30 分钟。
2. **直接泡浴法：** 将苍耳子若干，放入到水中煎煮 30 分钟，在含药的热水中进行全身药浴，一般为 30 分钟。
3. **浓汁制作方法：** 一次性取苍耳子浓汁若干，每次使用时将其加到热水中进行药浴。

辛夷浴

【性味归经】性温，味辛、微苦。归肺经、胃经。

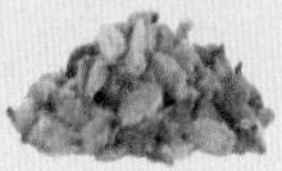

【功能主治】发散风寒，宣通鼻窍。

【处方用量】辛夷 50 克。

适用病症

1. 鼻渊： 取其散风寒、通鼻窍的功效，对于鼻渊流涕伴有的头痛、鼻塞有一定的疗效，配合苍耳子、香白芷等效果更好。

2. 面部疾病： 辛夷浴对于面部的各种痘疱，可起到治病美容的作用。

3. 牙痛： 辛夷与蛇床子配合使用，有一定的疗效。

4. 鼻炎、鼻窦炎： 该品既可散风寒，又可通鼻窍。可与鸡蛋同煮，吃蛋饮汤。

5. 头昏欲呕： 辛夷可与半夏、胆星、天麻、干姜等同用，研为末，有一定的功效。

使用方法

1. 直接泡浴法： 将辛夷 50 克，放入到水中煎煮 30 分钟，在含药的热水中进行全身药浴，一般为 30 分钟。

2. 浓汁制作方法： 制作方法参照 P17。

3. 精油制备： 辛夷的主要成分是里面的挥发油，药浴的同时可在局部擦精油，疗效更佳。

紫草浴

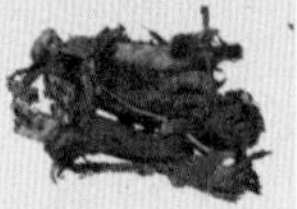

【性味归经】性寒，味甘、咸。归心经、肝经。

【功能主治】凉血，活血，解毒透疹。

【处方用量】紫草 60 克。

适用病症

1. 斑疹紫黑，麻疹不透：紫草浴可以咸寒入血，主入肝经，有凉血活血、解毒透疹之功。对于温毒发斑，血热毒盛，斑疹紫黑者及麻疹气虚，疹出不畅，都具有很好的疗效。

2. 水火烫伤：取其清热解毒，能清热凉血，并能活血消肿的功效，对于水火烫伤，可在药浴后，将紫草用植物油浸泡，滤取油液，外涂患处，效果更好。

3. 疮疡，湿疹：取其清热解毒、清热凉血的功效，对于疮疡、湿疹具有一定的效果。

使用方法

1.直接泡浴法：将紫草60克，放入到水中煎煮30分钟，在含药的热水中进行全身药浴，一般为30分钟。

2.浓汁制作方法：制作方法参照P17。对于烫伤要在紫草中加入冷水，方可使用。

3.熏洗法：取紫草若干，加水煎煮30分钟，趁热熏洗患处，一般为30分钟。

发散风热

发散风热药：凡能疏风解表、促使发汗，用以发散表邪、解除表证的药物，称为解表药或发表药。

解表药多属辛散之品，皆具有发汗解表的功效，主要治疗外感表证。症见怕冷、发热、头痛、身痛、鼻塞、无汗、脉浮等。根据解表药的药性和主治差异，一般将其分为发散风寒药和发散风热药两类，又称辛温解表药与辛凉解表药。

发散风热药药物以其祛风之功，还兼收止痒，通鼻窍之效，又常用于风邪郁闭肌表之皮肤瘙痒，风邪郁阻肺窍之鼻塞不通。部分解表药物还有宣表透疹、止咳平喘、止痛、利水消肿等功效。

薄荷浴

【性味归经】味辛，性凉。归肺经、肝经。

【功能主治】疏散风热，清利头目，利咽透疹。

【处方用量】薄荷 50 克。

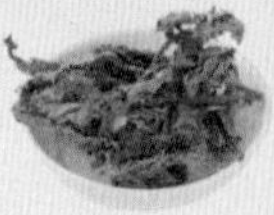

适用病症

1. 风热感冒，温病初起： 薄荷浴为疏散风热常用之品，故可用治风热感冒或温病初起，并伴有头痛、发热、微恶风寒等症状。

2. 麻疹不透，风疹瘙痒： 薄荷有疏散风热、宣毒透疹之功，用治风热束表，麻疹不透，可配蝉蜕、荆芥等提高疗效。

3. 头痛目赤，咽喉肿痛： 取其芳香通窍，善疏散风热，清头目、利咽喉之功。配合桑叶、菊花等有一定的效果。

使用方法

1.直接泡浴法： 将薄荷50克，放入到水中煎煮30分钟，在含药的热水中进行全身药浴，一般为30分钟。

2.浓汁制作方法： 制作方法参照P17。

3.冰水浴： 薄荷水中加入冰块，可帮助退热和消除头痛，也可提神醒脑。

4.精油制备： 药浴的同时可在局部擦精油，疗效更佳。

牛蒡子浴

【性味归经】味辛、苦，性寒。归肺经、胃经。

【功能主治】清热解毒透疹，宣肺利咽散肿。

【处方用量】牛蒡子 80 克。

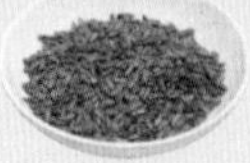

适用病症

1. 痈肿疮毒，痄腮喉痹： 取其清热解毒、消肿利咽之效，可用治风热外袭，火毒内结，痈肿疮毒等证，常与大黄、薄荷等同用提高疗效。

2. 麻疹不透： 牛蒡子能疏散风热，透泄热毒而促使疹子透发，用于治麻疹不透或透而复隐，须在咨询医生后使用牛蒡子浴。

3. 风热感冒，咽喉肿痛： 牛蒡子既有疏散风热，又有宣肺利咽之效，可用于风热、咽喉肿痛。

使用方法

1. 熏洗法： 取牛蒡子 80 克，用 2 层纱布包好，加入到准备好的热水中先浸泡 15 分钟，然后再煎煮 30 分钟，趁热熏洗患处，一般为 30 分钟。

2. 直接泡浴法： 将牛蒡子若干，放入到水中煎煮 30 分钟，使用者在含药的热水中进行全身药浴，一般为 30 分钟。

3. 浓汁制作方法： 制作方法参照 P17。

桑叶浴

【性味归经】味苦、甘，性寒。归肺经、脾经、肝经。

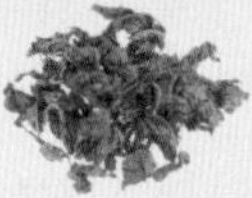

【功能主治】疏散风热，清肺润燥，平肝明目，凉血止血。

【处方用量】桑叶 100 克。

适用病症

1. 肝阳眩晕，目赤昏花： 桑叶浴既能平降肝阳，又可凉血明目，对于肝阳上亢，头痛眩晕；肝火上攻所致目赤、涩痛、流泪等症状有很好的疗效。

2. 肺热燥咳： 取其清泄肺热、凉润肺燥之功效，对于燥热伤肺、干咳少痰等症状，可配杏仁、沙参等同用，可提高疗效。

3. 头发不长： 用桑叶、麻叶煮淘米水洗头。

4. 体虚出汗： 桑叶浴配合干燥的桑叶粉末，疗效颇佳。

使用方法

1. 直接泡浴法： 取桑叶 100 克，在水中煎煮 30 分钟，然后将药汁倒入准备好的热水中，在含药的热水中进行全身药浴，一般为 30 分钟。随着浸泡时间的增加，药浴的水颜色会慢慢变深，散发出香味。

2. 洗眼浴： 取桑叶若干煎煮 30 分钟，将药液用 3 层纱布过滤后，清洗双目，可用于眼部疾病。

菊花浴

【性味归经】味辛、甘、苦，性寒。归肝经、肺经。

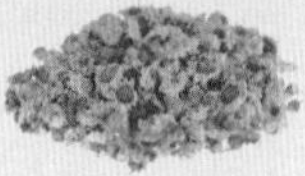

【功能主治】散风清热，平肝明目。

【处方用量】菊花 200 克。

适用病症

1. 风热感冒：对于由于感受风热之邪所导致的发热、头痛、咽喉疼痛、口渴等症状，配合菊花浴效果更好。

2. 眼部疾病：取其平肝明目之功，可将菊花煎煮后清洗双眼，具有一定的疗效。

3. 防病保健：菊花浴具有抑菌作用，经常使用可起到抗感染之效。

4. 膝风疼痛：可以菊花、陈艾叶做护膝，有一定的作用。

使用方法

1. 直接泡浴法：将菊花 200 克，放入到水中煎煮 30 分钟，使用者在含药的热水中进行全身药浴，一般为 30 分钟。泡浴过程中可看到菊花亮黄的汤色，闻到淡淡的菊花香。

2. 精油制备：药浴的同时可在局部擦菊花精油，菊花具有挥发油，让人神清气爽，享受泡浴，这样疗效也会更佳。菊花精油按水蒸气蒸馏法制备即可。

蔓荆子浴

【性味归经】味辛、苦，性微寒。归膀胱经、肝经、胃经。

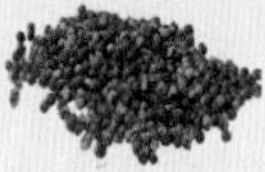

【功能主治】疏散风热，清利头目。

【处方用量】蔓荆子 100 克。

适用病症

1. 风热感冒，头痛头风：辛能散风，微寒清热，轻浮上行，主散头面之邪，有祛风止痛之效，用治外感风热，头痛头晕，常配合蔓荆子浴，有一定疗效。

2. 风湿痹痛：对于风湿痹痛具有效果，可与防风、秦艽等同用。

3. 麻疹不透，风疹瘙痒：蔓荆子有疏散风热，宣毒透疹之功，用治风热束表，麻疹不透，有一定的疗效。

使用方法

1. 直接泡浴法：将蔓荆子 100 克，放入到水中煎煮 30 分钟，使用者在含药的热水中进行全身药浴，一般为 30 分钟。

2. 洗眼浴：取蔓荆子若干煎煮 30 分钟，将药液用 3 层纱布过滤后，用消毒纱布或者棉球蘸取药液淋洗眼睛；或者用消毒眼杯盛半杯药液，先俯首，将眼睛贴近眼杯浸在药汁中，然后仰首，不断转动眼珠，可用于眼部疾病。

柴胡浴

【性味归经】性微寒，味苦、辛。归肝经、胆经。

【功能主治】透表泄热，疏肝解郁，升举阳气。

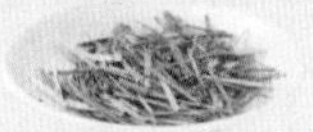

【处方用量】柴胡60克。

适用病症

1. 眼赤痛微肿，眦赤烂多：柴胡浴既能透表泄热，又能疏肝解郁，可配合黄连治疗目赤肿痛。

2. 皮肤病：柴胡浴对于“疣”治疗效果明显。

3. 感冒发热，寒热往来：取其透表泄热、疏肝解郁的功效，对于寒热往来伴有的胸胁苦满、口涩咽干及感冒发热具有较好的作用。

4. 黄疸：柴胡与甘草适量，煎煮去渣。

使用方法

1. 熏洗法：取柴胡60克，用3层纱布包好，加水煎煮30分钟，先以热气熏患处，待水稍凉后外洗患处，一般为30分钟。

2. 直接泡浴法：将柴胡若干，放入到水中煎煮30分钟，将中药浴液倒入清洁消毒后的浴缸里，加入热水，然后把水调到适当的温度，使用者在含药的热水中进行全身药浴，一般为30分钟。

3. 浓汁制作方法：制作方法参照P17。

升麻浴

【性味归经】味辛、微甘，性微寒。归肺、脾、胃、大肠经。

【功能主治】发表透疹，清热解毒，升举阳气。

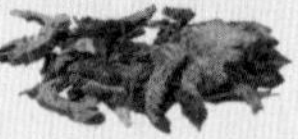

【处方用量】升麻 60 克。

适用病症

1. 麻疹透发不畅： 升麻可发表透疹，用于麻疹透发不畅，伴有头痛、心烦口渴、面色苍白、咳喘的症状，用升麻浴效果是非常理想的，特别是小儿麻疹。

2. 气虚下陷，久泻脱肛、子宫脱垂： 取其升举阳气的功效，可与柴胡、党参等药物配合使用，有一定的效果。

3. 解毒： 对于莨菪、野葛等毒，可用升麻煮汁，多服。

使用方法

1. 直接泡浴法： 将升麻 60 克，放入到水中煎煮 30 分钟，然后将药汁倒入准备好的热水中，或者直接将升麻放入热水中也可，使用者在含药的热水中进行全身药浴，一般为 30 分钟。

2. 浓汁制作方法： 浓汁的制作，可以更方便以后的使用，制备方法简单易行，即一次性提取升麻浓汁若干，每次使用时将其加到热水中即可。

浮萍浴

【性味归经】味辛，性寒。归肺、膀胱经。

【功能主治】发汗解表，透疹止痒，利水消肿。

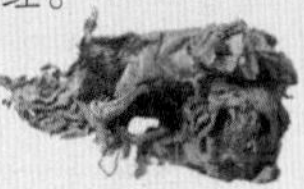

【处方用量】浮萍 100 克。

适用病症

1. **风热表证，发热无汗：**浮萍辛寒，有宣肺发汗、疏散风热之功。故可用治风热表证，发热无汗，可配荆芥、薄荷、连翘等同用。

2. **水肿小便不利：**浮萍上可开宣肺气而发汗，下可通调水道而利尿，用治水肿、小便不利兼风热表证者，配合浮萍浴效果更好。

3. **麻疹不透，风疹瘙痒：**取其疏散风热、解表透疹、祛风止痒之功，浮萍浴是治疗麻疹不透，风疹瘙痒最佳方法之一。

使用方法

1. **熏洗法：**取浮萍 100 克，加水煎煮 30 分钟，趁热熏洗患处，一般为 30 分钟。

2. **直接泡浴法：**将浮萍若干，放入到水中煎煮 30 分钟，在含药的热水中进行全身药浴，一般为 30 分钟。

3. **足浴：**每日 1 次，每次 30 分钟。可用于水肿、小便不利。

木贼浴

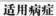

【性味归经】味甘、苦，性平。归肺经、肝经。
【功能主治】疏散风热，明目退翳，止血。
【处方用量】木贼 30 克。

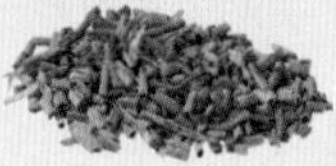

适用病症

1. 出血证： 对于外伤出血，消化道出血，妇科出血及其他出血证，可用木贼，益母草等，分别研末。
2. 眼部疾病： 木贼浴对于目赤肿痛、迎风流泪等症状具有很好的效果。
3. 便血，痔疮出血： 由于平素湿热湿热内积，过食辛辣燥热食物等导致的肛门疼痛、出血，块物突出等症状，用木贼浴效果颇佳。
4. 胎动不安： 木贼与川芎等分为末，加金银花煎服。
5. 血痢不止： 木贼适量，水煎温服。

使用方法

1. 洗眼浴： 取木贼 30 克，煎煮 30 分钟，将药液用 3 层纱布过滤后清洗双目，可用于眼部疾病。
2. 浓汁制作方法： 浓汁制作方法是一次性取木贼浓汁，每次使用时将其加到热水中进行药浴。
3. 坐浴： 每日 1 次，每次 30 分钟，可用于便血、痔疮出血。

清热泻火

清热泻火药：凡以清解里热为主要作用，用治里热证的药物，称为清热药。

清热药药性大多寒凉，少数平而偏凉，味多苦，或甘，或辛，或咸。主能清热、泻火、凉血、解热毒、退虚热，兼能燥湿、利湿、滋阴、发表等。主要用于高热、痢疾、痈肿疮毒、目赤肿痛、咽喉肿痛等呈现各种里热证候。

清热药性属寒凉，多服久服能损伤阳气，故对于阳气不足或脾胃虚弱者须慎用，如遇真寒假热的证候，当忌用。

密蒙花浴

【性味归经】味甘，性微寒。归肝、胆经。
【功能主治】清热养肝，明目退翳。
【处方用量】密蒙花 200 克。

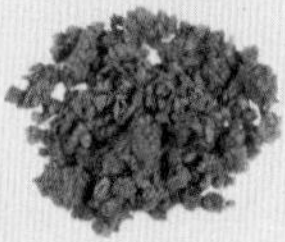

适用病症

1. 目赤肿痛、畏光多泪：密蒙花浴可清泻肝火、明目退翳，用于治肝火上炎之目赤肿痛，可配合甘草、菊花等使用提高疗效。用于血虚肝热之眼病，常配枸杞子、菟丝子。治肝经实热之眼病则常配青葙子、菊花等。

2. 肝虚目暗、视物昏花：取其既能清肝，又能养肝的功效，用于治肝虚有热导致的目暗干涩、视物昏花，有一定的疗效。

3. 调节情志：密蒙花浴清新怡人，可调节情志。

使用方法

1. 直接泡浴法：将密蒙花 200 克，放入到水中煎煮 30 分钟，使用者在含药的热水中进行全身药浴，一般为 30 分钟。

2. 熏洗法：取密蒙花若干，加水煎煮 30 分钟，趁热熏洗患处，一般为 30 分钟。

3. 足浴：每日 1 次，每次 30 分钟。

芦根浴

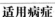

【性味归经】味甘，性寒。归肺经、胃经。

【功能主治】清热生津，除烦，止呕，利尿。

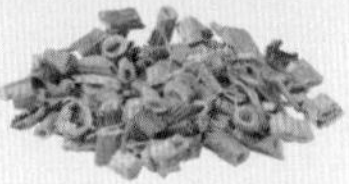

【处方用量】芦根 40 克。

适用病症

1. **热淋涩痛：** 芦根浴有清热利尿的功效，可用治热淋涩痛，小便短赤，效果较好。
2. **肺热咳嗽、肺痈吐脓：** 芦根清泄肺热，兼能利尿，可导热毒从小便出，故可治肺热咳嗽痰稠及肺痈咳吐脓血有一定的效果。
3. **小儿麻疹初期疹出不畅：** 在内服药物的同时，使用芦根配合芫荽，水煎浓液擦身，有助于麻疹的透达。
4. **咽喉肿痛：** 鲜芦苇根，捣绞汁，调蜜服。
5. **解河豚中毒。**
6. **牙龈出血：** 芦根水煎，代茶饮。

使用方法

1. **熏洗法：** 取芦根 40 克，加水煎煮 30 分钟，趁热熏洗患处，一般为 30 分钟。
2. **直接泡浴法：** 将芦根若干，放入到水中煎煮 30 分钟，在含药的热水中进行全身药浴，一般为 30 分钟。
3. **坐浴：** 每日 1 次，每次 30 分钟。

垂盆草浴

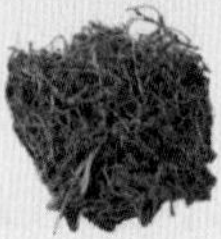

【性味归经】性凉，味甘、淡。归肝、胆、小肠经。

【功能主治】清利湿热，清热解毒。

【处方用量】垂盆草 100 克。

适用病症

1. **黄疸**：垂盆草能利湿退黄，用于湿热瘀结所致的身热烦渴、腹胀厌食、小便热痛等具有很好的疗效。常与虎杖、茵陈等同用以提高疗效。

2. **痈肿疮疡**：垂盆草有清热解毒及消痈散肿之功效，取垂盆草捣烂外敷患处，或配野菊花、紫花地丁、半边莲等药用。

3. **烫伤，烧伤**：可鲜品捣汁外涂。

4. **肺癌**：垂盆草、白英各适量，水煎服。

使用方法

1. **熏洗法**：取垂盆草 100 克，加水煎煮 30 分钟，趁热熏洗患处，一般为 30 分钟。

2. **直接泡浴法**：将垂盆草若干，放入到水中煎煮 30 分钟，使用者在含药的热水中进行全身药浴，一般为 30 分钟。

3. **浓汁制作方法**：制作方法参照 P17。遇到烫伤、烧伤等情况，在制好的药液中加入凉开水后使用。

利水渗湿

利水渗湿药：凡能渗利水湿、通利小便的药物叫利水渗湿药。是中药中的利尿药，但也不完全等于利尿药。

利水渗湿药药物性平，甘淡渗泄。主入膀胱、脾、肾经。药性下行，能通畅小便、增加尿量、促进体内水湿之邪的排泄，故有利水渗湿的作用。利水渗湿药对心源性水肿、肝性水肿、肾病水肿、泌尿系感染、泌尿系结石、肝胆系统炎症、胆结石等病有一定治疗作用。

利水渗湿药忌用于阴亏阳少的病症，对脾虚水肿应以健脾为主，不宜强调利水。

土茯苓浴

【性味归经】味甘、淡，性平。归肝经、胃经、脾经。

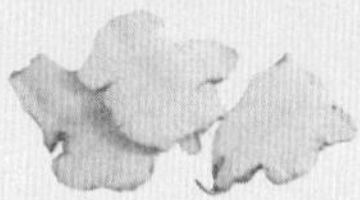

【功能主治】解毒，除湿，通利关节。

【处方用量】土茯苓 60 克。

适用病症

1. 梅毒： 土茯苓为主，配合银花、甘草，或配合苍耳子、白藓皮、甘草，煎服。且配合土茯苓的药浴，有确切的疗效。

2. 急慢性肾炎： 土茯苓适量水煎，退肿作用较好，服后小便增加。

3. 妇科疾病： 土茯苓浴具有解毒、除湿的功效，对于湿热导致的淋病、慢性盆腔炎等有一定的效果。

4. 肢体拘挛： 取其解毒、除湿、利关节的功效，对于梅毒及汞中毒所导致的肢体拘挛效果颇佳。

使用方法

1. 坐浴： 每日 1 次，每次 30 分钟，可用于妇科疾病。

2. 熏洗法： 取土茯苓 60 克，加水煎煮 30 分钟，趁热熏洗患处，一般为 30 分钟。

3. 足浴： 每日 1 次，每次 30 分钟。

4. 浓汁制作方法： 浓汁制作法是一次性取土茯苓浓汁，待用时将其加入热水中使用。

泽泻浴

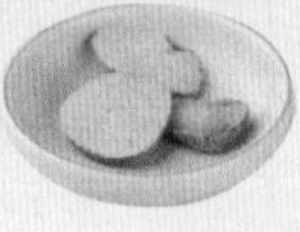

【性味归经】味甘、淡，性寒。归肾经、膀胱经。

【功能主治】利水渗湿，泄热通淋。

【处方用量】泽泻10克。

适用病症

1. 小便不利： 泽泻具有利水渗湿、泄热通淋的功效，对于小便短且少具有一定的疗效，可配合猪苓、车前子等提高疗效。

2. 水肿： 对于各种水肿常见的全身水肿，尤其腰以下更为明显，脘腹胀满等症状有较好的疗效。

3. 湿热黄疸，面目身黄： 茵陈、泽泻、滑石适量，水煎服。

4. 痰饮内停，头目晕眩，呕吐痰涎： 取其利水渗湿、泄热通淋的功效，可配合白术、荷叶蒂等使用。

使用方法

1. 直接泡浴法： 将泽泻10克，放入到水中煎煮30分钟，在含药的热水中进行全身药浴，一般为30分钟。

2. 浓汁制作方法： 制作方法参照P17。浓汁制作法是一次性取泽泻浓汁，待用时再加入到热水中。

3. 精油制备： 药浴的同时可在局部擦泽泻的精油，疗效更佳。

冬瓜浴

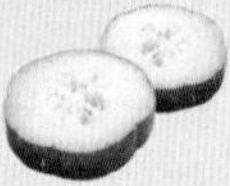

【性味归经】味甘淡，性微寒。归肺、大小肠、膀胱经。

【功能主治】利尿，清热，化痰，解毒。

【处方用量】冬瓜皮 40 克；冬瓜子 20 克。

适用病症

1. 肺热咳嗽： 取其清热、化痰的功效，可将鲜冬瓜、鲜荷叶炖汤有一定的疗效，也可单用冬瓜子。

2. 肺痈： 冬瓜子、鲜芦根适量，水煎服。

3. 水肿、小便不利： 对于水肿且有热的症状，冬瓜皮配合冬瓜子效果更好。

4. 美容作用： 用其洗脸，洗身，可除黄褐斑，皮肤炎症，使皮肤柔软光洁、白皙。

5. 痈疽： 削一大块冬瓜贴在疮上，感到瓜热时就换掉。

6. 痱子： 冬瓜切成片摩擦痱子，治疗效果极好。

7. 慢性肾炎： 冬瓜与鲤鱼，煮汤食。

使用方法

1. 直接泡浴法： 将冬瓜皮 40 克、冬瓜子 20 克，放入到水中煎煮 30 分钟，使用者在含药的热水中进行全身药浴，一般为 30 分钟。

2. 浓汁制作方法： 浓汁制作法是一次性取冬瓜皮浓汁，待到用时再加入到热水中使用。

玉米须浴

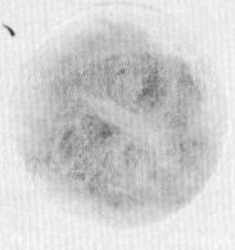

【性味归经】味甘，性平。归膀胱经、肝经、胆经。

【功能主治】利尿，泄热，平肝，利胆。

【处方用量】玉米须 300 克。

适用病症

1. **黄疸：** 玉米须能利湿而退黄，药性平和，故阳黄或阴黄均可用。

2. **水肿，小便不利：** 玉米须有利水而通淋的功效；尤宜于膀胱湿热之小便短赤涩痛，可与车前草、珍珠草等同用以提高疗效。

3. **急性肾炎：** 取其利尿、平肝、利胆的功效，可与西瓜皮、生地黄、肉桂等水煎服。

4. **乳汁不通：** 玉米须浴对于哺乳期妇女乳汁不通，红肿疼痛等症状有一定疗效。

使用方法

1. **直接泡浴法：** 将玉米须 300 克，放入到水中煎煮 30 分钟，在含药的热水中进行全身药浴 30 分钟。

2. **浓汁制作方法：** 浓汁制作法是一次性取玉米须浓汁，待用时再加入到热水中。

3. **乳房按摩法：** 玉米须适量，放入热水中煎煮 30 分钟，用热毛巾热敷乳房，再用力按摩乳房，每次 20 分钟。

葫芦浴

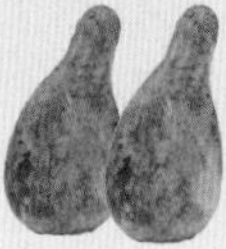

【性味归经】味甘，性平。归肺经、小肠经。
【功能主治】清热利尿，除烦止渴，消肿散结。
【处方用量】葫芦 6 ～ 30 克。

适用病症

1. 头面、全身水肿：葫芦可清热利尿，可配合黄瓜皮、蝼蛄等使用，以提高疗效。
2. 肾炎：葫芦、枸杞子、党参等适量，水煎服。
3. 脚气水肿：葫芦与鲫鱼，煮食。
4. 肝炎黄疸、尿路结石：鲜葫芦捣烂绞汁，以蜂蜜调服。
5. 肺燥咳嗽：取其清热利尿、除烦止渴的功效，用鲜葫芦汁，可充分发挥其润肺的功效。

使用方法

1. 直接泡浴法：将葫芦若干，放入到水中煎煮 30 分钟，使用者在含药的热水中进行全身药浴，一般为 30 分钟。
2. 浓汁制作方法：制作方法参照 P17。浓汁制作法是一次性取葫芦浓汁，待用时再加入到热水中。
3. 熏洗法：取葫芦若干，加水煎煮 30 分钟，趁热熏洗患处，一般为 30 分钟。

泽漆浴

【性味归经】性微寒，味苦，有毒。归大肠、小肠、脾经。
【功能主治】利尿消肿，化痰散结，杀虫止痒。
【处方用量】泽漆 100 克。

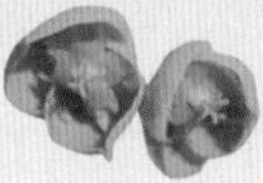

适用病症

1. 腹水，四肢面目水肿： 泽漆浴有较强的利尿消肿作用，对腹水具有较好的疗效。

2. 瘰疬，癣疮瘙痒： 泽漆浴可化痰散结，化毒消肿。内服或外敷可治疗瘰疬痰核。治癣疮，该品捣汁外涂，配合泽漆浴，效果颇佳。

3. 痰饮喘咳： 取其辛宣苦降，有化痰止咳平喘之功，可与桂枝、生姜等同用。

4. 神经性皮炎： 鲜泽漆捣碎，敷患处。

5. 乳汁稀少： 鲜泽漆，黄酒适量，炖服。

使用方法

1. 直接泡浴法： 将泽漆 100 克，放入到水中煎煮 30 分钟，在含药的热水中进行全身药浴，一般为 30 分钟。

2. 浓汁制作方法： 制作方法参照 P17。浓汁制作法是一次性取泽漆浓汁，待用时再加入到热水中。

3. 外敷汁制备： 将新鲜的泽漆适量，放在研钵当中研汁备用。

荠菜浴

【性味归经】性微寒，味甘、淡。归肝经、肺经、脾经。
【功能主治】凉血止血，利尿除湿。
【处方用量】荠菜 30 克。

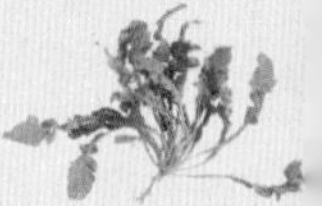

适用病症

1. 出血证：荠菜浴有凉血止血的功效，对于妇女崩漏，月经过多，尿血，吐血等都有一定的疗效，同时也可配合白茅根、藕节等提高疗效。
2. 乳糜尿：荠菜适量，煮汤顿服。
3. 预防麻疹：荠菜适量，加水浓煎。
4. 水肿、泄泻：取其凉血止血、利尿除湿的作用，荠菜浴对其都有效。
5. 痢疾：荠菜适量，水煎服。
6. 高血压：荠菜浴能降压明目，对于高血压有较好的疗效。

使用方法

1. 直接泡浴法：将荠菜 30 克，放入到水中煎煮 30 分钟，使用者在含药的热水中进行全身药浴，一般为 30 分钟。
2. 浓汁制作方法：制作方法参照 P17。浓汁制作法是一次性取荠菜浓汁，待用时再加入到热水中。

车前子、车前草浴

【性味归经】味甘，性寒。归肾经、肺经、肝经。
【功能主治】清热利尿，渗湿止泻，祛痰。
【处方用量】车前子 100 克；车前草 100 克。

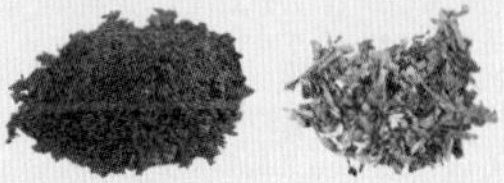

适用病症

1. **暑湿泻痢**：取其清热利尿、渗湿止泻的功效，对于湿盛大肠所导致的泄泻具有一定的疗效。
2. **小便不通**：车前草适量，水煎服。
3. **痰热咳喘**：常用于风热邪毒犯肺导致的咳嗽，咳黄痰，伴有咽痛，尿赤等症状，有较好的效果。
4. **鼻血不止**：用车前叶捣汁饮下。
5. **目赤肿痛**：车前草汁，调朴硝末，睡前涂眼睛上，次日清晨洗掉。

使用方法

1. **直接泡浴法**：将车前子 100 克（纱布包裹）、车前草 100 克，放入到水中煎煮 30 分钟，使用者在含药的热水中进行全身药浴，一般为 30 分钟。
2. **浓汁制作方法**：制作方法参照 P17。
3. **洗眼浴**：取车前子和车前草汁液若干，将药液用 3 层纱布过滤后清洗双目，可用于眼部疾病。

木通浴

【性味归经】味苦，性寒。归心经、归肠经、膀胱经。

【功能主治】利尿通淋，清心除烦，通经下乳。

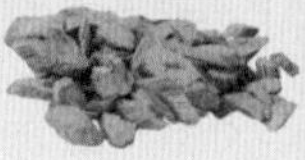

【处方用量】木通 60 克。

适用病症

1. 热淋涩痛，水肿： 木通能利水消肿，下利湿热，治疗膀胱湿热，小便短赤，淋漓涩痛，常与车前子、滑石等配用；用于水肿，则配以猪苓、桑白皮等同用，有一定的效果。

2. 经闭乳少： 取其通经下乳的功效，用治血瘀经闭，配红花、桃仁等同用；乳汁短少或不通，可与王不留行、穿山甲等同用，可提高疗效。

3. 尿血： 木通、牛膝等适量，水煎服。

使用方法

1. 乳房按摩法： 将木通 60 克，放入热水中煎煮 30 分钟，用热毛巾热敷乳房，再用力按摩乳房，每次 20 分钟。

2. 直接泡浴法： 将木通若干，放入到水中煎煮 30 分钟，使用者在含药的热水中进行全身药浴，一般为 30 分钟。

3. 精油制备： 药浴的同时可在局部擦精油，疗效更佳。

通草浴

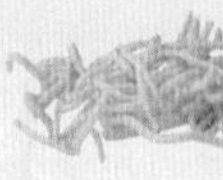

【性味归经】味甘、淡，性微寒。归肺经、胃经。

【功能主治】清热利湿，通气下乳。

【处方用量】通草 100 克。

适用病症

1. 淋证，水肿： 气寒味淡而体轻，引热下降而利小便，既通淋，又消肿。尤其对于热淋之小便不利，淋漓涩痛有一定的效果，可与冬葵子、滑石等同用，提高疗效。

2. 产后乳汁不下： 通草入胃经，通胃气上达而下乳汁，多用于产后乳汁不畅或不下，可配合猪蹄同用，效果更佳。

3. 黄疸： 通草浴具有清热利湿的功效，对于黄疸有一定的疗效。

使用方法

1. 直接泡浴法： 将通草 100 克，放入到水中煎煮 30 分钟，在含药的热水中进行全身药浴，一般为 30 分钟。

2. 坐浴： 每日 1 次，每次 30 分钟。

3. 乳房按摩法： 将通草若干，放入热水中煎煮 30 分钟，用热毛巾热敷乳房，再用力按摩乳房，每次 20 分钟。

瞿麦浴

【性味归经】味苦，性寒。归心经、小肠经、膀胱经。

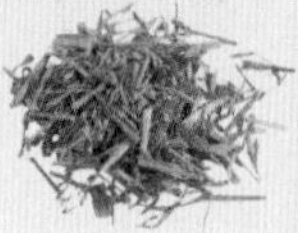

【功能主治】利尿通淋，破血通经。

【处方用量】瞿麦 100 克。

适用病症

1. **淋证：**取其利尿通淋之功，为治淋常用药。尤以热淋最为适宜。常与萹蓄、木通等同用，以提高疗效。
2. **闭经，月经不调：**瞿麦具有破血通经的功效，对于血热淤阻之经闭或月经不调尤宜，常与桃仁、红花等同用，效果俱佳。
3. **目赤肿痛，浸淫等疮：**瞿麦炒黄为末，捣汁涂之。
4. **鱼脐毒疮肿：**瞿麦，和生油熟捣涂之。
5. **防病保健：**对于杆菌、葡萄球菌均有抑制作用，可起到预防疾病的作用。

使用方法

1.**熏洗法：**取瞿麦100克，加水煎煮30分钟，趁热熏洗患处，一般为30分钟。
2.**坐浴：**每日1次，每次30分钟。
3. **直接泡浴法：**将瞿麦若干，放入到水中煎煮 30 分钟，使用者在含药的热水中进行全身药浴，一般为 30 分钟。

萹蓄浴

【性味归经】味苦，性微寒。归膀胱经。
【功能主治】利尿通淋，杀虫止痒。
【处方用量】萹蓄 250 克。

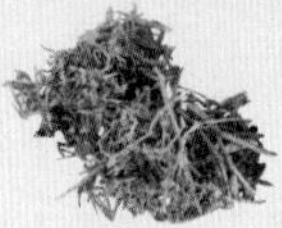

适用病症

1. **湿热淋证：** 取其利尿通淋的功效，对于小便短赤，淋漓涩痛的湿热淋证有一定的效果。可配合滑石、木通、车前子、栀子等同用。
2. **寄生虫病：** 萹蓄具有杀虫止痒的功效，可治疗蛲虫等寄生虫病。
3. **腮腺炎：** 鲜萹蓄适量，切细捣烂，再调入蛋清，涂敷患处。
4. **牙痛：** 取萹蓄适量，水煎服。
5. **胆道蛔虫症：** 可用萹蓄和醋，加水煎服。

使用方法

1. **直接泡浴法：** 将萹蓄 250 克，放入到水中煎煮 30 分钟，在含药的热水中进行全身药浴，一般为 30 分钟。
2. **熏洗法：** 取萹蓄若干，加水煎煮 30 分钟，趁热熏洗患处，一般为 30 分钟。
3. **坐浴：** 每日 1 次，每次 30 分钟，可用于泌尿生殖系统疾病和妇科疾病。

海金沙浴

【性味归经】性寒，味甘。归膀胱、小肠经。

【功能主治】清利湿热，通淋止痛。

【处方用量】海金沙 100 克。

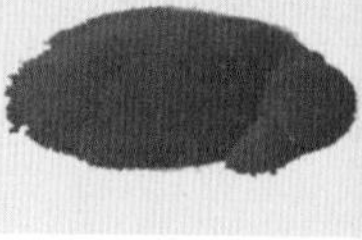

适用病症

1. 热淋急痛： 取其清利湿热、通淋止痛的功效。取海金沙适量，研为末，与生甘草汤一起使用，有一定的效果。

2. 小便出血： 海金沙为末，以新汲水调下。

3. 尿酸结石症： 海金沙、滑石共研为末。以车前子、麦冬等煎水调药末，温服。

4. 脾湿肿满： 对于腹胀如鼓，气喘，不能卧的脾湿肿满的症状，可用海金沙、白术等适量，共研为末，水送下。

5. 防病保健： 对于一些致病菌均有抑制作用，可有效保护家人健康。

使用方法

1. 直接泡浴法： 将海金沙 100 克，放入到水中煎煮 30 分钟，在含药的热水中进行全身药浴，一般为 30 分钟。

2. 坐浴： 每日 1 次，每次 30 分钟。

3. 熏洗法： 取海金沙若干，加水煎煮 30 分钟，趁热熏洗患处，一般为 30 分钟。

石韦浴

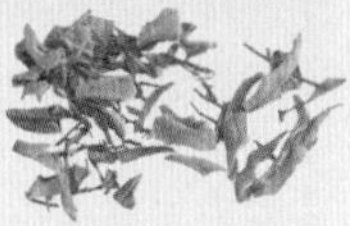

【性味归经】味甘、苦，性微寒。归肺经、膀胱经。

【功能主治】利水通淋，清肺泄热。

【处方用量】石韦 100 克。

适用病症

1. 小便淋痛： 石韦具有利水通淋的功效，可用石韦、滑石等研为末，水送服，具有一定的效果。

2. 气热咳嗽： 取其清肺泄热之效，用石韦、槟榔等研为末，姜汤送下。

3. 崩中漏下： 石韦为末，温酒服。

4. 尿路结石： 石韦、车前草、生栀子等适量，水煎服。

5. 痢疾： 石韦全草适量，水煎，冰糖适量。

6. 防病保健： 对于金黄色葡萄球菌及变形杆菌有抑制作用，可起到抑病保健的作用。

使用方法

1. 直接泡浴法： 将石韦 100 克，放入到水中煎煮 30 分钟，使用者在含药的热水中进行全身药浴，一般为 30 分钟。

2. 浓汁制作方法： 制作方法参照 P17。浓汁制作法是一次性取石韦浓汁，待用时再加入到热水中。

冬葵子浴

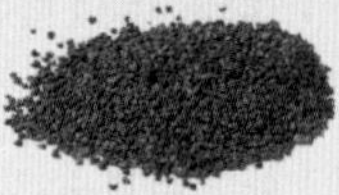

【性味归经】味甘，性寒。归大肠经、小肠经、膀胱经。
【功能主治】利水通淋，下乳润肠。
【处方用量】冬葵子 20 克。

适用病症

1. 淋证：冬葵子甘寒滑利，有利尿通淋之功。用于热淋，与石韦、瞿麦等同用，可提高疗效。
2. 水肿胀满，小便不利：取其质滑，通关格，利小便消水肿之功效，可与猪苓、泽泻、茯苓等同用。
3. 乳汁不通、乳房胀痛：冬葵子滑润利窍，有通经下乳之功。可用于产后乳汁不通，乳房胀痛。
4. 便秘：冬葵子质润滑利，润肠而通便，用于肠燥便秘证，可与杏仁同用。

使用方法

1. 直接泡浴法：将冬葵子 20 克，放入到水中煎煮 30 分钟，在含药的热水中进行全身药浴，一般为 30 分钟。
2. 浓汁制作方法：制作方法参照 P17。浓汁制作法是一次性取冬葵子浓汁，待用时再加入到热水中。
3. 乳房按摩法：将冬葵子若干，放入热水中煎煮 30 分钟，用热毛巾热敷乳房，再用力按摩乳房，每次 20 分钟。

灯芯草浴

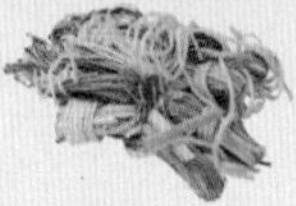

【性味归经】性微寒，味甘、淡。归心、肺、小肠、膀胱经。

【功能主治】利水通淋，清心降火。

【处方用量】灯芯草 60 克。

适用病症

1. 热淋： 取其利水通淋之功效，取鲜灯芯草、车前草等适量，淘米水煎服。

2. 水肿： 灯芯草适量，水煎服。

3. 小儿热惊： 灯芯草、车前草各适量，酌冲开水炖服。

4. 小儿心烦夜啼： 灯芯草适量，水煎服。

5. 湿热黄疸： 鲜灯芯草、白英各适量，水煎服。

6. 急性咽炎，咽部生颗粒或舌炎，口疮： 灯芯草、麦门冬各适量，水煎服。

7. 伤口流血： 用灯芯草嚼烂敷患处。

使用方法

1. 直接泡浴法： 将灯芯草 60 克，放入到水中煎煮 30 分钟，使用者在含药的热水中进行全身药浴，一般为 30 分钟。

2. 浓汁制作方法： 制作方法参照 P17。浓汁制作法是一次性取灯芯草浓汁，待用时再加入到热水中。

茵陈蒿浴

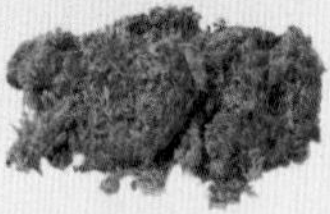

【性味归经】味苦、微辛，性微寒。归肝、胆、脾经。
【功能主治】清热利湿，利胆退黄。
【处方用量】茵陈蒿 250 克。

适用病症

1. 湿热熏蒸之阳黄：取其清热利湿、利胆退黄的功效，对于目黄身黄，发热烦渴，小便短赤等症状，具有很好的疗效，可与大黄、栀子配伍，以提高疗效。
2. 风瘙瘾疹，皮肤肿痒：茵陈蒿具有清热利湿的功效，可配合荷叶捣罗为散，食后服。
3. 遍身风痒生疥疮：茵陈适量，煮浓汁洗患处。
4. 感冒，漆疮：用茵陈蒿、车前子等分，水煎服。
5. 防病保健：对金黄色葡萄球菌有明显的抑制作用，对痢疾杆菌等有不同程度的抑制作用，可起到预防作用。

使用方法

1. 直接泡浴法：将茵陈蒿 250 克，放入到水中煎煮 30 分钟，使用者在含药的热水中进行全身药浴，一般为 30 分钟。
2. 浓汁制作方法：浓汁制作法是一次性取茵陈蒿浓汁，待用时再加入到热水中。
3. 精油制备：药浴的同时可在局部擦精油，疗效更佳。

金钱草浴

【性味归经】味甘、微苦，性凉。归肝、胆、肾、膀胱经。

【功能主治】利水通淋，清热解毒，散瘀消肿。

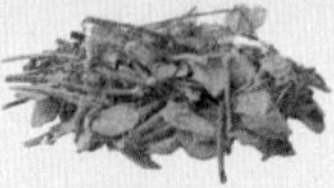

【处方用量】金钱草 200 克。

适用病症

1. 肝胆结石及尿路结石： 金钱草有良好的利湿退黄及排石通淋作用，治肝胆结石及黄疸，可配伍茵陈、郁金等以提高疗效。

2. 疮毒痈肿： 取其清热解毒、散瘀消肿的功效，将金钱草捣烂敷患处，也可与野菊花、蒲公英等同用，以加强清热解毒作用。

3. 毒蛇咬伤： 金钱草捣汁饮，以渣敷伤口。

4. 跌打损伤： 金钱草适量，洗净，捣汁服用。

5. 腹水肿胀： 金钱草适量，捣烂敷脐部。

使用方法

1. 直接泡浴法： 将金钱草 200 克，放入到水中煎煮 30 分钟，在含药的热水中进行全身药浴，一般为 30 分钟。

2. 浓汁制作方法： 制作方法参照 P17。浓汁制作法是一次性取金钱草浓汁，待用时再加入到热水中。

3. 熏洗法： 取金钱草若干，加水煎煮 30 分钟，趁热熏洗患处，一般为 30 分钟。

虎杖浴

【性味归经】味苦，性微寒。归肝经、胆经、肺经。

【功能主治】清热解毒，利胆退黄，祛风利湿。

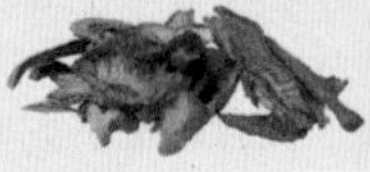

【处方用量】虎杖 200 克。

适用病症

1. 痈肿疮毒：取其清热解毒、散瘀定痛之功效，可用于湿毒蕴结肌肤所致的痈肿疮毒，药浴后，可把虎杖烧成灰涂在患处。

2. 毒蛇咬伤：虎杖适量，取鲜品捣烂外敷患处，配合药浴，效果更好。

3. 月经不通：用虎杖、凌霄花适量，共研为末，热酒送下。

4. 跌打损伤：虎杖具有散瘀定痛之功效，可配合当归、红花来提高疗效。

使用方法

1. 直接泡浴法：将虎杖 200 克，放入到水中煎煮 30 分钟，在含药的热水中进行全身药浴，一般为 30 分钟。

2. 浓汁制作方法：制作方法参照 P17。浓汁制作法是一次性取虎杖浓汁，待用时再加入到热水中。

3. 酊浴：将虎杖加入白酒中，浸泡一个星期后，擦洗按摩跌打损伤处。

温里

温里药：凡能温里祛寒，用以治疗里寒症候的药物，称为温里药，又称祛寒药。

温里药性偏温热，具有温中祛寒及益火扶阳等作用，适用于里寒之症。即是《内经》所说的“寒者温之”的意义。所谓里寒，包括两个方面：一为寒邪内侵，阳气受困，而见胸腹冷痛、食欲不佳等脏寒证，必须温中祛寒，以消荫翳；一为心肾虚，阴寒内生，而见汗出恶寒、口鼻气冷、厥逆脉微等亡阳证，必须益火扶阳，以除厥逆。

祛寒药适应病症不同，具有祛寒回阳、温肺化饮、温中散寒以及暖肝止痛等功能，须根据辨证选择相适应的药物进行治疗。同时祛寒药药性温燥，容易耗损阴液，故阴虚火旺、阴液亏少者慎用；个别药物孕妇忌用。

附子浴

【性味归经】味辛、甘，性大热，有毒。归心、肾、脾经。
【功能主治】回阳救逆，补火助阳，散寒止痛。

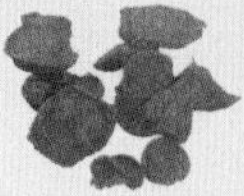

【处方用量】附子 50 克。

适用病症

1. **风寒湿痹：** 附子浴具有补火助阳、散寒止痛的功效，对于风寒湿邪导致的关节酸痛或部分肌肉酸重麻木等症状，有确切的效果。
2. **疔疮肿痛：** 用醋和附子末涂患处，药干再涂。
3. **牙痛：** 用附子、枯矾适量，共研为末，擦牙。
4. **月经不调：** 用熟附子、当归适量，水煎服。
5. **手足冻裂：** 取附子适量，研为末，以水、面调敷，有一定效果。

使用方法

1. **熏洗法：** 取附子 50 克，加水煎煮 30 分钟，趁热熏洗患处，一般为 30 分钟。
2. **直接泡浴法：** 将附子若干，放入到水中煎煮 30 分钟，使用者在含药的热水中进行全身药浴，一般为 30 分钟。
3. **坐浴：** 每日 1 次，每次 30 分钟，可用于阳痿宫冷。
4. **足浴：** 每日 1 次，每次 30 分钟。

姜浴

【性味归经】干姜：味辛，性热。归脾、胃、肾、心、肺经。

【功能主治】干姜：温中逐寒，回阳通脉。

【处方用量】姜 80 克。

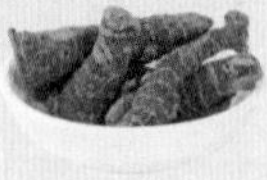

适用病症

1. **感冒轻症：** 生姜可解表，有发散风寒功效，多用治感冒轻症，加红糖趁热服用，往往能得汗而解。

2. **空调病：** 生姜具有发汗解表、温胃止呕、解毒三大功效。对于“空调病”，表现的腹痛、吐泻、伤风感冒，腰肩疼痛等症状有很好的效果。

3. **冻伤：** 泡姜浴具有促进血液循环，从而使全身发热，治疗冻伤引起的寒冷红斑、水肿、皮肤麻痹和短暂的疼痛症状。

4. **抑菌作用：** 姜浴可有效地起到预防疾病作用，保护健康。

使用方法

1. **直接泡浴法：** 将姜 80 克，放入到水中煎煮 30 分钟，在含药的热水中进行全身药浴，一般为 30 分钟。

2. **浓汁制作方法：** 制作方法参照 P17。浓汁制作法是一次性取生姜浓汁，待用时再加入到热水中。

3. **精油制备：** 药浴的同时可在局部擦精油，疗效更佳。

肉桂浴

【性味归经】性大热，味辛、甘。归肾、脾、心、肝经。
【功能主治】补火助阳，散寒止痛，活血通经。

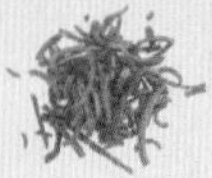

【处方用量】肉桂 50 克。

适用病症

1. 阳痿宫寒： 取其补火助阳、引火归源的功效，对于头晕神倦、腰足酸软、睡眠不安，具有一定的效果。
2. 感冒： 肉桂浴具有散寒止痛的功效，对于全身肌肉疼痛的感冒症状具有很好的效果。
3. 消化不良： 肉桂浴对于胃肠消化不良，胃肠胀气有一定的疗效。
4. 痛经： 肉桂浴具有散寒止痛、活血通经的功效，在药浴后可用热毛巾热敷腹部，有一定的缓解作用。
5. 皮肤炎症： 对于疣类皮肤病特别有效。

使用方法

1. 直接泡浴法： 将肉桂 50 克，放入到水中煎煮 30 分钟，在含药的热水中进行全身药浴，一般为 30 分钟。
2. 浓汁制作方法： 制作方法参照 P17。浓汁制作法是一次性取肉桂浓汁，待用时再加入到热水中。
3. 精油制备： 药浴的同时可在局部擦精油，疗效更佳。
4. 坐浴： 每日 1 次，每次 30 分钟。

吴茱萸浴

【性味归经】味辛、苦，性热，有小毒。归肝、脾、胃、肾经。

【功能主治】散寒止痛，降逆止呕，助阳止泻。

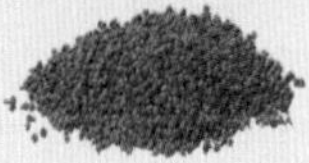

【处方用量】吴茱萸 60 克。

适用病症

1. 口疮口疳：对于口腔内有黄白色如黄豆样大小的溃烂点口疮症状，可用吴茱萸捣碎，取细末加适量好醋调成糊状，涂在纱布上，敷于双侧涌泉穴，效果十分理想。

2. 湿疹：炒吴茱萸、乌贼骨适量，共研细末备用。湿疹患处渗出液多者撒干粉。

3. 泄泻：吴茱萸浴具有助阳止泻的功效，对于排便次数增多，大便溏薄或水样便等虚寒性泄泻有很好的效果。

4. 全身发痒：用吴茱萸适量，加酒煎煮，乘温擦洗，痒即停止。

使用方法

1. 熏洗法：取吴茱萸 60 克，加水煎煮 30 分钟，趁热熏洗患处，一般为 30 分钟。

2. 直接泡浴法：将吴茱萸若干，放入到水中煎煮 30 分钟，在含药的热水中进行全身药浴，一般为 30 分钟。

小茴香浴

【性味归经】味辛，性温。归肾经、膀胱经、胃经。

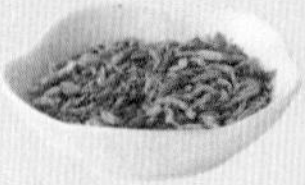

【功能主治】开胃进食，理气散寒。

【处方用量】小茴香 100 克。

适用病症

1. 胃脘部胀痛：小茴香具有开胃进食、理气散寒的功效，对于胃脘部胀痛或脘腹部胀痛，嗳气或放屁后略为减轻的症状具有一定的效果。

2. 痛经：小茴香能够理气散寒，坚持使用能够有效地缓解小腹冷痛、面色苍白无光泽等症状。

3. 寒疝睾丸偏坠疼痛：对于寒邪侵入厥阴经所致的阴囊肿大、小腹冷痛，喜温，睾丸胀痛，使用小茴香浴可以起到有效的治疗作用。

4. 脚臭：小茴香浴可以有效去除脚臭味，对于脚臭有一定的治疗效果。

使用方法

1. 直接泡浴法：将小茴香 100 克，放入到水中煎煮 30 分钟，在含药的热水中进行全身药浴 30 分钟。

2. 浓汁制作方法：制作方法参照 P17。

3. 坐浴：每日 1 次，每次 30 分钟，可用于男性阳痿早泄。

4. 足浴：每日 1 次，每次 30 分钟。

丁香浴

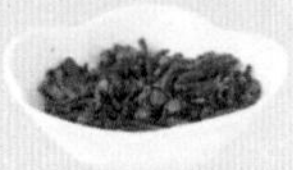

【性味归经】味甘、辛，性大热。归胃经、肾经。

【功能主治】散寒止痛，温肾助阳。

【处方用量】丁香 60 克。

适用病症

1. 阳痿、宫冷：取其温肾助阳起痿之功，可有效的缓解夫妻之间性生活冷淡，可与附子、肉桂、淫羊藿等同用以提高疗效。

2. 脘腹冷痛：丁香浴可温中散寒止痛，可用治胃寒脘腹冷痛，常与延胡索、五灵脂、橘红等同用。

3. 胃寒呕吐、呃逆：丁香浴辛温芳香，暖脾胃而行气滞，尤善降逆，故有温中散寒、降逆止呕、止呃之功，为治胃寒呕逆之要药。

4. 美容作用：丁香浴可改善粗糙肌肤，可使皮肤变得紧致而嫩滑。

使用方法

1. 熏洗法：取丁香 60 克，加水煎煮 30 分钟，趁热熏洗患处，一般为 30 分钟。

2. 直接泡浴法：将丁香若干，放入到水中煎煮 30 分钟，在含药的热水中进行全身药浴，一般为 30 分钟。

3. 足浴：每日 1 次，每次 30 分钟。

花椒浴

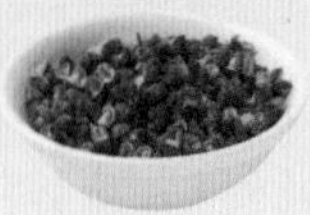

【性味归经】味辛，性温，有小毒。归脾、胃、肾经。

【功能主治】温中止痛，杀虫止痒。

【处方用量】花椒100克。

适用病症

1. 风寒湿痹： 花椒浴具有温中止痛的功效，可以有效地缓解肌肤的疼痛。

2. 寄生虫病： 取其杀虫止痒的功效，对于蛔虫病、蛲虫病有一定的效果，可配合乌梅使用。

3. 痛经： 用花椒、胡椒适量，二味共研细粉，调成糊状，敷于脐眼。

4. 妇人阴痒： 花椒浴具有杀虫止痒的功效，可有效杀灭阴道滴虫。

使用方法

1. 熏洗法： 取花椒100克，加水煎煮30分钟，趁热熏洗患处，一般为30分钟。

2. 直接泡浴法： 将花椒若干，放入到水中煎煮30分钟，在含药的热水中进行全身药浴，一般为30分钟。

3. 灌肠法： 花椒适量，煮30分钟，用三层纱布过滤，待水温合适后再进行灌肠，须在医生指导下进行。可用于寄生虫病。

理气

理气药：凡用以调理气分疾病，能疏畅气机，可使气行通顺的药物，称为理气药。以理气药为主组成的方剂，称为理气方。

理气方药具行气或降气之功，主要用于肝郁气滞、脾胃气滞、肺气壅滞、胃气上逆等证。气分病主要包括气虚与气逆。气虚病症主要表现为机体或脏器的功能低下，气虚宜补气。气滞、气逆病症主要表现为机体或脏器的功能障碍，气滞宜行气，气逆宜降气。

理气药物以辛燥者居多，易于耗气伤阴，气虚及阴亏者慎用。

枳实浴

【性味归经】味苦、辛，性寒。归脾、胃、肝、心经。

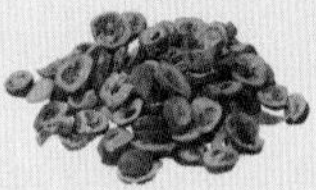

【功能主治】破气除痞，化痰消积。

【处方用量】枳实 100 克。

适用病症

1. 气滞胸胁疼痛：枳实浴善破气行滞而止痛，治疗气血阻滞之胸胁疼痛，可与川芎配伍。

2. 产后腹痛：取其行气以助活血而止痛之功，对于产后与瘀滞腹痛、烦躁等症状具有一定的效果。

3. 湿热泻痢、胃肠积滞：枳实浴既能善破气除痞，又能消积导滞。适用于饮食积滞，脘腹痞满胀痛等症状，以及湿热泻痢、里急后重。

4. 美容作用：枳实浴可以有效地改善皮肤干燥、减少皱纹，同时对色素沉着也有效。

使用方法

1. 直接泡浴法：将枳实 100 克，放入到水中煎煮 30 分钟，使用者在含药的热水中进行全身药浴，一般为 30 分钟。

2. 浓汁制作方法：制作方法参照 P17。浓汁制作法是一次性取枳实浓汁，待用时再加入到热水中。

3. 精油制备：药浴的同时可在局部擦精油，疗效更佳。

木香浴

【性味归经】味辛、苦，性温。归肺经、肝经、脾经。

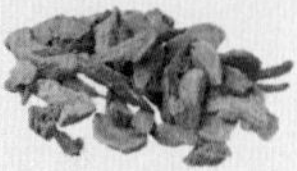

【功能主治】理气调中，燥湿化痰。

【处方用量】木香 60 克。

适用病症

1. 脾胃气滞证：善通行脾胃之滞气，既为行气止痛之要药，又为健脾消食之佳品。对于脾胃气滞，脘腹胀痛，可配砂仁、藿香等同用。

2. 湿热泻痢：木香浴辛行苦降，善行大肠之滞气，对湿热泻痢里急后重有很好的效果。

3. 腹痛胁痛，黄疸，疝气疼痛：木香浴既能行气健脾又能疏肝利胆。对于湿热郁蒸、气机阻滞之脘腹胀痛、胁痛、黄疸等症状，具有一定的效果。

4. 防病保健：木香浴可有效起到抑菌保健的作用，可保护家人健康。

使用方法

1. 直接泡浴法：将木香 60 克，放入到水中煎煮 30 分钟，使用者在含药的热水中进行全身药浴，一般为 30 分钟。

2. 浓汁制作方法：制作方法参照 P17。浓汁制作法是一次性取木香浓汁，待用时再加入到热水中。

檀香浴

【性味归经】味辛，性温。归脾经、胃经、心经、肺经。

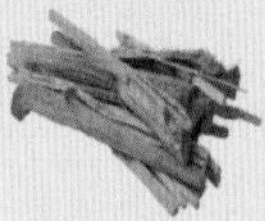

【功能主治】行气止痛，散寒调中。

【处方用量】檀香 20 克。

适用病症

1. 胸腹寒凝气滞证：檀香浴辛散温通而芳香，善理脾胃，调肺气，利膈宽胸，有行气止痛、散寒调中之功。常配白豆蔻、砂仁、丁香等同用。

2. 泌尿生殖系统疾病：檀香浴可改善膀胱炎，同时对疼痛瘙痒的症状有一定的效果。

3. 胸腹胀痛：木香浴具有行气止痛、散寒调中的功效，对于胸腹胀痛有效。

4. 防病保健：檀香浴具有很好的抗菌作用，可以保护家人健康。

使用方法

1. 直接泡浴法：将檀香 20 克，放入到水中煎煮 30 分钟，使用者在含药的热水中进行全身药浴，一般为 30 分钟。

2. 浓汁制作方法：制作方法参照 P17。浓汁制作法是一次性地取檀香浓汁，待用时再加入到热水中。

3. 精油制备：药浴的同时可在局部擦精油，疗效更佳。

川楝子浴

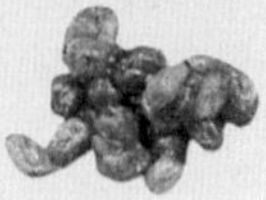

【性味归经】味苦，性寒，有小毒。归肝、小肠、膀胱经。

【功能主治】疏肝行气止痛，驱虫。

【处方用量】川楝子 100 克。

适用病症

1. 胁肋脘腹胀痛： 川楝子浴具有疏肝行气止痛的功效，对于肝胃气滞化热而致胁肋脘胀痛者有效。可与延胡索配合使用，以增疏肝行气止痛之功。

2. 头癣： 川楝子浴可杀菌驱虫，每日使用川楝子浴，可起到较好的效果。用时先将患者头发剃光或剪短，用清水洗净疮痂，将川楝子烤黄研成细末，加入到凡士林中，涂抹患处。

3. 疥疮： 坚持使用川楝子浴，可缓解皮肤瘙痒。

4. 痔疮： 使用川楝子浴，效果理想。

使用方法

1. 直接泡浴法： 将川楝子 100 克，放入到水中煎煮 30 分钟，使用者在含药的热水中进行全身药浴，一般为 30 分钟。

2. 浓汁制作方法： 制作方法参照 P17。浓汁制作法是一次性地取川楝子浓汁，待用时再加入到热水中。

3. 坐浴： 每日 1 次，每次 30 分钟，可用于痔疮。

乌药浴

【性味归经】味辛，性温。归肺经、脾经、肾经、膀胱经。
【功能主治】行气止痛，温肾散寒。
【处方用量】乌药 20 克。

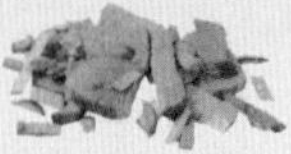

适用病症

1. 尿频，遗尿：乌药浴温肾散寒，缩尿止遗，治肾阳不足、膀胱虚冷之小便频数、小儿遗尿，有较好的疗效。
2. 寒凝气滞之胸腹诸痛证：味辛行散，性温祛寒，入肺而宣通，入脾而宽中，故能行气散寒止痛。用于胸腹胁肋闷痛，有一定的疗效。
3. 跌打损伤（背部伤尤宜）：乌药、威灵仙等适量，水煎服。
4. 脚气：对于干湿脚气，乌药浴有很好的治疗效果。

使用方法

1. 直接泡浴法：将乌药 20 克，放入到水中煎煮 30 分钟，在含药的热水中进行全身药浴，一般为 30 分钟。
2. 浓汁制作方法：制作方法参照 P17。浓汁制作法是一次性取乌药浓汁，待用时再加入到热水中。
3. 足浴：乌药适量，放入到水中煎煮 30 分钟，待到药液温度适宜后，浸泡双足。每日 1 次，每次 30 分钟。

青木香浴

【性味归经】味辛、苦，性寒。归肺经、胃经。

【功能主治】行气，解毒，消肿，辟秽。

【处方用量】青木香适量。

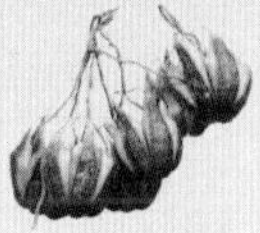

适用病症

1. 疔疮肿毒： 青木香浴有解毒消肿的功效，可取其鲜品捣烂外敷于患处，配合药浴效果更佳。

2. 泻痢腹痛： 清热解毒辟秽，味辛行气止痛。可取鲜品捣汁服，同时可与葛根、黄连等配伍使用。

3. 胸胁、脘腹疼痛： 青木香浴能行气疏肝，和中止痛。可用于肝胃气滞的胸胁胀痛，脘腹疼痛。

4. 毒蛇咬伤： 对于毒蛇咬伤，与白芷配伍，内服并可用青木香浴，效果更好。

5. 防病保健： 对金黄色葡萄球菌及绿脓、大肠、变形等杆菌有不同程度的抑制作用，可起到保健作用。

使用方法

1. 熏洗法： 取青木香适量，加水煎煮 30 分钟，趁热熏洗患处，一般为 30 分钟。

2. 浓汁制作方法： 制作方法参照 P17。浓汁制作法是一次性地取青木香浓汁，待用时再加入到热水中。

荔枝核浴

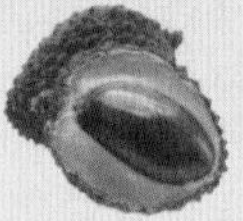

【性味归经】性温，味甘、微苦。归肝经、肾经。

【功能主治】行气散结，祛寒止痛。

【处方用量】荔枝核 100 克。

适用病症

1. 疝气痛，睾丸肿痛： 取其疏肝理气、行气散结、散寒止痛之功。对于寒凝气滞之疝气痛、睾丸肿痛，可与小茴香、青皮等同用，有一定的效果。

2. 胃脘久痛： 荔枝核浴有疏肝和胃、理气止痛作用。对于肝气郁结、肝胃不和之胃脘久痛，有较好的效果。

3. 痛经，产后腹痛： 荔枝核浴对肝郁气滞血瘀之痛经及产后腹痛，效果颇佳。

4. 癣： 荔枝核研末，调醋搽患处。

使用方法

1. 直接泡浴法： 将荔枝核 100 克，放入到水中煎煮 30 分钟，使用者在含药的热水中进行全身药浴，一般为 30 分钟。

2. 坐浴： 每日 1 次，每次 30 分钟，对于男性睾丸肿痛，用冷水浴。

3. 热敷法： 用毛巾蘸取荔枝核煎剂，热敷患处。可用于痛经、产后腹痛。

香附浴

【性味归经】味辛、微苦、甘，性平。归肝经、三焦经。

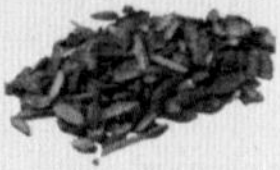

【功能主治】理气解郁，调经止痛，安胎。

【处方用量】香附 60 克。

适用病症

1. 胸胁及胃腹胀痛：香附浴具有理气解郁的功效，对于肝气郁结之胸胁及胃腹胀痛有很好的效果。

2. 妇科疾病：香附浴有调经止痛的功效，对于月经不调、经闭痛经、小腹胀痛、乳房胀痛、崩漏等妇科疾病，有很好的效果。

3. 跌打损伤：香附、姜黄适量，共研细末服用。

4. 调节情志：香附浴能够调节情绪、舒缓压力。

5. 胎动不安：香附子研为细末，浓煎紫苏汤调下。

使用方法

1. 直接泡浴法：将香附 60 克，放入到水中煎煮 30 分钟，使用者在含药的热水中进行全身药浴，一般为 30 分钟。

2. 浓汁制作方法：制作方法参照 P17。

3. 熏洗法：取香附适量，加水煎煮 30 分钟，趁热熏洗患处，一般为 30 分钟。

4. 坐浴：每日 1 次，每次 30 分钟。

玫瑰花浴

【性味归经】味甘、微苦，性温。归肝经、脾经。

【功能主治】行气解郁，和血，止痛。

【处方用量】玫瑰花 100 克。

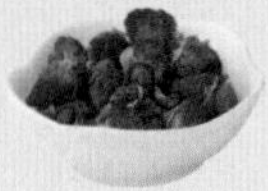

适用病症

1. 痈肿初起：玫瑰花浴有理气解郁、和血止痛的功效，对于痈肿初起有一定的疗效。

2. 肝胃气病：取其理气解郁的功效，对于胸膈满闷，胃脘、胁肋、恶心呕吐等症状有效。

3. 跌打损伤：玫瑰花浴能活血，散瘀，消肿，对跌打损伤引起的疼痛均有一定疗效。

4. 皮肤炎症：玫瑰花浴对皮肤炎症有一定的缓解作用，还能收缩微血管，可治疗小静脉破裂。

5. 美容作用：玫瑰花浴对于松弛、老化或敏感的皮肤都有很好的疗效，可使皮肤变得光滑、紧致。

使用方法

1. 熏洗法：取玫瑰花适量，加水煎煮 30 分钟，趁热熏洗患处，一般为 30 分钟。

2. 直接泡浴法：将玫瑰花 100 克，放入到水中煎煮 30 分钟，在含药的热水中进行全身药浴，30 分钟。

3. 坐浴：每日 1 次，每次 30 分钟，可用于妇科疾病。

绿萼梅浴

【性味归经】味酸、涩，性平。归肝经、胃经、肺经。

【功能主治】疏肝和胃，理气化痰，调节情志。

【处方用量】绿萼梅200克。

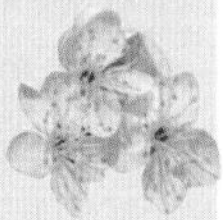

适用病症

1. **梅核气：**绿萼梅浴芳香行气，化痰散结。对于患者总觉得咽喉异物感如梅核梗阻，咽之不下，咳之不出，时发时止等症状，有一定的效果。

2. **肝胃气痛：**绿萼梅浴芳香行气入肝胃，能疏肝解郁，醒脾，理气和中。对于肝胃气滞之胁肋胀痛，脘腹痞满，嗳气纳呆等症状，有很好的效果。

3. **调节情志：**绿萼梅浴可有效的缓解紧张、焦虑、沮丧的情绪。

4. **解暑除烦：**对于暑热或热伤胃阴的心烦口渴，有一定的作用。

使用方法

1. **直接泡浴法：**将绿萼梅200克，放入到水中煎煮30分钟，在含药的热水中进行全身药浴，一般为30分钟。

2. **浓汁制作方法：**制作方法参照P17。浓汁制作法是一次性取绿萼梅浓汁，待用时再加入到热水中。

3. **精油制备：**药浴的同时可在局部擦精油，疗效更佳。

大腹皮浴

【性味归经】味辛，性微温。归脾、胃、大肠、小肠经。

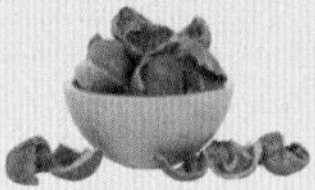

【功能主治】下气宽中，行水消肿。

【处方用量】大腹皮 50 克。

适用病症

1. 胃肠气滞： 大腹皮浴辛能行散，主入脾胃经，能行气导滞，为宽中利气之捷药。对于食积气滞之脘腹痞胀，嗳气反酸、大便秘结或泻而不爽，有一定的效果。

2. 脚气水肿： 取其行水消肿的功效，对于各种原因导致的脚气水肿均有效。

3. 水肿胀满，小便不利： 大腹皮浴能开宣肺气而行水消肿，对于水湿外溢，皮肤水肿，小便不利，有较好的效果，可与茯苓皮、五加皮等同用，以提高疗效。

4. 漏疮恶秽： 大腹皮煎汤洗之。

使用方法

1. 直接泡浴法： 将大腹皮 50 克，放入到水中煎煮 30 分钟，在含药的热水中进行全身药浴，一般为 30 分钟。

2. 浓汁制作方法： 制作方法参照 P17。浓汁制作法是一次性取大腹皮浓汁，待用时再加入到热水中。

3. 足浴： 大腹皮适量，放入到热水中煎煮 30 分钟，待到药液温度适宜后，浸泡双足。每日 1 次，每次 30 分钟。

活血化瘀

活血化瘀药：凡能通畅血行、消散瘀血，治疗瘀血证为主要作用的药物，称为活血化瘀药，又称活血祛瘀药，简称活血药或化瘀药。

活血化瘀药，味多辛、苦，主归肝、心经，入血分。善于走散通行，而有活血化瘀的作用，并通过活血化瘀作用，而产生止痛、调经、破血消徵、疗伤消肿、活血消痈等作用。所以本类药物主治范围很广，遍及内、妇、儿、外、伤各科。如内科之胸、腹、头诸痛，而痛如针刺，痛处固定者；中风后半身不遂，肢体麻木；关节痹痛日久；血证之出血色紫，夹有血块，外伤科之跌扑损伤，瘀肿疼痛，痈肿疮疡等。

活血化瘀药物易耗血动血，妇女月经过多、出血证无瘀血现象者忌用；孕妇慎用或忌用。

乳香浴、没药浴

【性味归经】味辛、苦，性温。归肝经、心经、脾经。

【功能主治】活血行气，消肿止痛，生肌。

【处方用量】乳香与没药各40克。

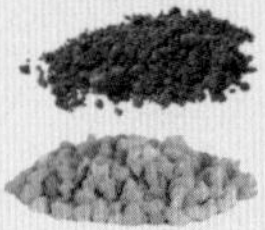

适用病症

1. **跌打损伤：** 取其活血行气、消肿止痛的功效，乳香浴对外伤所导致的跌打损伤具有很好的效果。
2. **痈疮肿毒：** 乳香浴既能活血化瘀，又能消肿生肌，对于疮疡初起、红肿热痛等症状均有确切的疗效。
3. **美容作用：** 乳香浴和没药浴对于皮肤老化、干燥、敏感及因皮肤干燥导致的发炎、蜕皮等症，效果颇佳。
4. **生殖泌尿系统疾病：** 对于膀胱炎、各种尿道、阴道感染等疾病，乳香浴与没药浴可以有效缓解。

使用方法

1. **熏洗法：** 取乳香与没药各40克，加水煎煮30分钟，趁热熏洗患处，一般为30分钟。
2. **直接泡浴法：** 将乳香与没药若干，放入到水中煎煮30分钟，使用者在含药的热水中进行全身药浴，一般为30分钟。
3. **坐浴：** 每日1次，每次30分钟，可用于妇科疾病。
4. **足浴：** 每日1次，每次30分钟。

红花浴

【性味归经】味辛，性温。归心经、肝经。

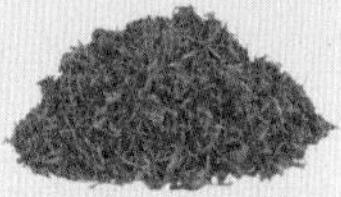

【功能主治】活血通经，祛瘀止痛。

【处方用量】红花 100 克。

适用病症

1. 跌打损伤，瘀滞肿痛：红花善能通利血脉，消肿止痛，为治跌打损伤，瘀滞肿痛之要药，对于暴力击打、意外碰撞等有很好的效果，常配木香、苏木等药用。

2. 瘀滞斑疹色暗：红花浴可活血通脉以化滞消斑，可用于瘀热瘀滞之斑疹色暗，常配伍清热凉血透疹的紫草、大青叶等用，效果颇佳。

3. 妇科疾病：取其辛散温通之功，为活血祛瘀、通经止痛之要药，是妇产科血瘀病症的常用药，对于血滞经闭、痛经、产后瘀滞腹痛等证有很好的效果。

使用方法

1. 直接泡浴法：将红花 100 克，放入到水中煎煮 30 分钟，在含药的热水中进行全身药浴，一般为 30 分钟。

2. 浓汁制作方法：制作方法参照 P17。

3. 酊剂：取适量的红花，放入到白酒中，1 个星期后可擦洗瘀滞肿痛处，每日不少于 2 次，每次 30 分钟。

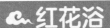

益母草浴

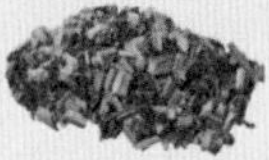

【性味归经】味辛、苦，性微寒。归心经、肝经、膀胱经。

【功能主治】活血，祛瘀，调经，消水。

【处方用量】益母草 20 克。

适用病症

1. **痈肿疮疡：**益母草浴具有清热解毒的功效，可治疗疮痈肿毒、皮肤痒疹，具有一定的效果，同时可取其鲜品捣烂敷于患处，效果更好。

2. **妇科疾病：**益母草浴具有活血、祛瘀、调经的功效，对于月经不调，胎漏难产，胞衣不下，产后血晕，瘀血腹痛，崩中漏下等，具有很好的效果。

3. **水肿、小便不利：**取其活血、祛瘀、消水的功效，对于水肿、小便不利有一定的效果，可配白茅根、泽兰等使用。

使用方法

1. **直接泡浴法：**将益母草 20 克，放入到水中煎煮 30 分钟，使用者在含药的热水中进行全身药浴，一般为 30 分钟。

2. **足浴：**每日 1 次，每次 30 分钟。

3. **熏洗法：**取益母草若干，加水煎煮 30 分钟，趁热熏洗患处，一般为 30 分钟。

泽兰浴

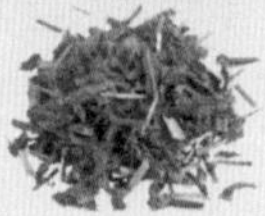

【性味归经】味苦、辛，性微温。归肝、脾经。

【功能主治】活血化瘀，行水消肿。

【处方用量】泽兰 50 克。

适用病症

1. 水肿、腹水： 泽兰浴既能活血祛瘀，又能利水消肿，对瘀血阻滞、水瘀互结之水肿、腹水具有一定的效果。

2. 血瘀经闭、痛经、产后瘀滞腹痛： 泽兰浴善活血调经，为妇科经产瘀血病症的常用药，对于血瘀经闭、痛经、产后瘀滞腹痛等证有效。

3. 跌打损伤，瘀肿疼痛及疮痈肿毒： 取其能活血祛瘀以消肿止痛。治跌打损伤，瘀肿疼痛，疮痈肿毒等，同时可将泽兰鲜品捣烂外敷于患处，效果更好。

4. 蛇咬伤： 泽兰适量，加水煎服。

使用方法

1. 直接泡浴法： 将泽兰 50 克，放入到水中煎煮 30 分钟，在含药的热水中进行全身药浴，一般为 30 分钟。

2. 浓汁制作方法： 制作方法参照 P17。浓汁制作法是一次性取泽兰浓汁，待用时再加入到热水中。

3. 足浴： 泽兰适量，放入到热水中煎煮 30 分钟，待到水温适宜后，浸泡双足。每日 1 次，每次 30 分钟。

月季花浴

【性味归经】味甘，性温。归肝经。
【功能主治】活血调经，散毒消肿。
【处方用量】月季花 50 克。

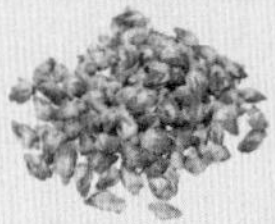

适用病症

1. **痈疽肿毒**：月季花浴具有散毒消肿的功效，对于痈疽肿毒具有一定的效果。
2. **妇科疾病**：月季花浴有活血调经、消肿解毒之功效，对于妇女肝气不疏、气血失调、经脉淤阻不畅，以致月经不调、胸腹疼痛等症状，具有很好的效果。
3. **瘰疬**：对于颈部缓慢出现豆粒大小圆滑肿块，累累如串珠，溃后脓水清稀等症状，月季花浴具有很好的疗效，同时取其鲜品捣烂外敷于患处，效果颇好。

使用方法

1. **直接泡浴法**：将月季花 50 克，放入到水中煎煮 30 分钟，在含药的热水中进行全身药浴，30 分钟。
2. **浓汁制作方法**：制作方法参照 P17。
3. **酊剂**：取适量的月季花，放入到药酒中浸泡，可擦洗瘀滞肿痛处，跌打损伤处。
4. **精油制备**：药浴的同时可在局部擦月季花精油，疗效更佳。

凌霄花浴

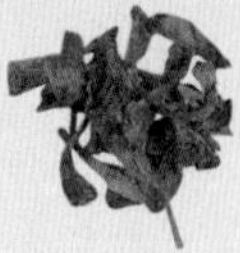

【性味归经】味甘、酸，性寒。归肝经、心包经。

【功能主治】止咳，行血去瘀，凉血祛风。

【处方用量】凌霄花100克。

适用病症

1. **皮肤病：** 凌霄花浴具有凉血祛风、行血去瘀的功效，对于风疹、皮癣、皮肤瘙痒、痤疮等具有一定的效果。

2. **便血、崩漏：** 凌霄花浴性寒清热，凉血止血，对于血热便血、崩漏等证有效，同时可研末冲服，效果更好。

3. **血瘀经闭、跌打损伤：** 辛散行血，能破瘀血、通经脉、消肿痛。治血瘀经闭、跌打损伤，具有很好的效果。

4. **烫伤、烧伤：** 凌霄根、鲜冬青叶适量，捣烂取汁，与麻油调匀擦患处。

使用方法

1. **熏洗法：** 取凌霄花100克，加水煎煮30分钟，趁热熏洗患处，一般为30分钟。

2. **直接泡浴法：** 将凌霄花若干，放入到水中煎煮30分钟，在含药的热水中进行全身药浴，一般为30分钟。

3. **酊剂：** 取适量的凌霄花，放入到药酒中，等到一个星期后，可擦跌打损伤处。

马钱子浴

【性味归经】味苦，性寒，有毒。归肝经、脾经。

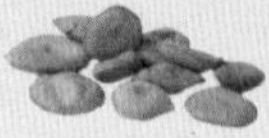

【功能主治】通络止痛，消肿散结。

【处方用量】马钱子适量。

适用病症

1. 外伤瘀肿疼痛及痈疽肿痛： 马钱子浴有消肿散结的功效，对于各种外伤瘀肿疼痛、痈疽肿痛、皮肤炎症有很好的效果。

2. 风湿顽痹： 马钱子浴有通络止痛的功效，对于风湿顽痹、肢体拘挛麻木、屈伸不利具有理想的效果。

3. 狂犬病： 马钱子适量，酒磨成粉末，开水吞服。

4. 小儿麻痹后遗症，腰椎间盘突出症，三叉神经痛、面神经麻痹，重症肌无力： 对于以上疾病，具有一定的疗效。

5. 喉痹作痛： 与番木鳖、青木香各等分，为末吹。

使用方法

1. 浓汁制作方法： 制作方法参照 P17。浓汁制作法是一次性取马钱子浓汁，待用时再加入到热水中。

2. 酊剂： 取适量的马钱子，放入到白酒中，泡 2 个星期后，可擦跌打损伤、痈疽肿痛处。每日 1 次，每次 10 分钟。

苏木浴

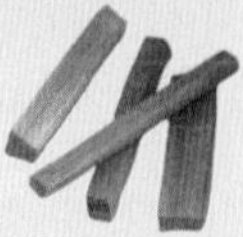

【性味归经】味甘、咸，性平。归心经、肝经、脾经。

【功能主治】行血祛瘀，消肿止痛。

【处方用量】苏木适量。

适用病症

1. 妇科疾病： 苏木浴具有行血祛瘀、消肿止痛的功效，对于经闭痛经，产后淤阻，痛经、心腹瘀痛等，有一定的疗效。

2. 血瘀肿痛、跌打损伤： 取其行血祛瘀、消肿止痛之功，对于外力所致的内外损伤具有很好的效果。

3. 骨折： 苏木浴对轻伤骨折具有很好的疗效，对于重伤引起的骨断、骨裂等，用在术后恢复性的治疗，苏木浴是骨折理想的选择。

4. 伤筋： 苏木浴对于筋伤而未断裂者效果最佳，对于筋伤而断裂的，往往用在术后恢复的治疗。

5. 痈肿疮毒。

使用方法

1. 熏洗法： 取苏木适量，加水煎煮 30 分钟，趁热熏洗患处，一般为 30 分钟。

2. 浓汁制作方法： 制作方法参照 P17。浓汁制作法是一次性取苏木浓汁，待用时再加入到热水中。

骨碎补浴

【性味归经】味苦，性温。归肾经、肝经。

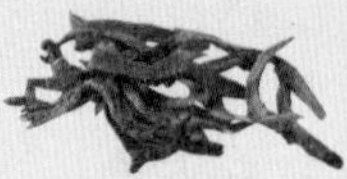

【功能主治】补肾强骨，续伤止痛。

【处方用量】骨碎补适量。

适用病症

1. **肾虚所致的疾病：** 骨碎补浴具有补肾强骨的功效，对于肾虚所致的肾虚腰痛、足膝痿弱、耳聋、久泄、遗尿等，具有很好的疗效。

2. **跌打损伤：** 取其补肾强骨、续伤止痛的功效，骨碎补浴对于创伤和挫伤具有很好的治疗效果。

3. **白癜风：** 骨碎补浴对于白癜风的预防和治疗都有一定的效果，可配合汤剂使用，效果更好。

4. **牙痛：** 骨碎补适量，打碎煎服，有良好的止痛效果。

5. **防治链霉素毒性及过敏反应：** 骨碎补适量，水煎服。

使用方法

1. **熏洗法：** 取骨碎补适量，加水煎煮 30 分钟，趁热熏洗患处，一般为 30 分钟。

2. **浓汁制作方法：** 制作方法参照 P17。浓汁制作法是一次性取骨碎补浓汁，待用时再加入到热水中。

3. **足浴：** 骨碎补适量，加水煎煮 30 分钟，待到药液温度适宜时，浸泡双足。每日 1 次，每次 30 分钟。

儿茶浴

【性味归经】味苦、涩，性微寒。归肺经。

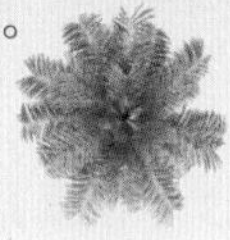

【功能主治】活血疗伤，止血生肌，收湿敛疮，清肺化痰。

【处方用量】儿茶适量。

适用病症

1. 肺热咳嗽：儿茶浴可清肺化痰，对于肺热咳嗽有痰、痰黄稠、咳吐不爽、鼻塞流浊涕、咽痛声哑等症状，具有一定的疗效。

2. 跌打伤痛、出血：儿茶浴既能活血散瘀，又能收敛止血，可用于多种内外伤出血病症。对于外伤出血，内伤出血，如吐血、便血、崩漏等都有很好的效果。

3. 疮疡，湿疮：儿茶浴有活血疗伤，止血生肌，收湿敛疮的功效，对于诸疮溃烂，久不收口，皮肤湿疮有较好的疗效。

使用方法

1. 熏洗法：取儿茶适量，加水煎煮 30 分钟，趁热熏洗患处，一般为 30 分钟。

2. 浓汁制作方法：制作方法参照 P17。浓汁制作法是一次性取儿茶浓汁，待用时再加入到热水中。

3. 足浴：儿茶适量，加水煎煮 30 分钟，待到药液温度适宜时，浸泡双足。每日 1 次，每次 30 分钟。

莪术浴、三棱浴

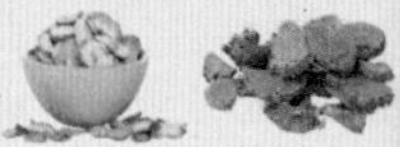

【性味归经】味辛、苦，性温。归肝经、脾经。

【功能主治】破血行气，消积止痛。

【处方用量】莪术 50 克；三棱 50 克。

适用病症

1. 脘腹胀满疼痛： 莪术浴或三棱浴具有行气消积止痛的功效，对于饮食失调，脘腹胀满疼痛有一定的缓解作用。

2. 癌症： 取其二者破血行气、消积止痛的功效，对于肝癌、胰腺癌、肠癌、恶性淋巴瘤、卵巢癌、宫颈癌、肝癌等具有不同程度的效果。

3. 跌打损伤： 莪术浴或三棱浴既能破血行气，又能化瘀止痛，对于跌打损伤具有较好的效果，如醋制后，可加强祛瘀止痛作用。

使用方法

1. 直接泡浴法： 将莪术 50 克或三棱 50 克，放入到水中煎煮 30 分钟，使用者在含药的热水中进行全身药浴，一般为 30 分钟。

2. 浓汁制作方法： 制作方法参照 P17。浓汁制作法是一次性取莪术浓汁，待用时再加入到热水中。

3. 精油制备： 可在局部擦莪术精油，疗效更佳。

止血

止血药：凡能制止体内外出血的药物，称为止血药。

止血药具有收敛、凝固、清营、凉血等作用，用以治疗各部位出血病症：咯血、鼻出血、便血、尿血及崩漏等出血症，并用于创伤性出血。止血药的药性各有不同，如药性寒凉，功能为凉血止血，适用于血热之出血；药性温热，能温经止血，适用于虚寒出血；兼有化瘀作用，能化瘀止血，适用于出血而兼有瘀血者；药性收敛，能收敛止血，可用于出血日久不止等。

止血药以其药性区分有凉血止血、温经止血、化瘀止血、收敛止血之不同，临床应用须根据药性选择相应的药物进行治疗。

大蓟浴、小蓟浴

【性味归经】味甘、苦，性凉。归心经、肝经。
【功能主治】凉血止血，祛瘀消肿，解毒。
【处方用量】大蓟 50 克；小蓟 50 克。

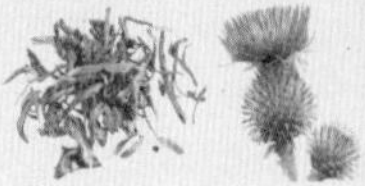

适用病症

1. 痈疮热毒： 大蓟浴与小蓟浴具有解毒、祛瘀、消肿的功效，对于各种热毒引起的疮疡肿毒都有很好的效果，同时把大蓟、小蓟的鲜品捣烂外敷于患处，效果更佳。
2. 妇科疾病： 大蓟浴与小蓟浴具有解毒消肿，凉血止血的功效，对于妇女血崩，经漏等具有一定的疗效。
3. 出血证： 对于血热所致的鼻出血、咯血、吐血、便血、尿血等，大蓟浴与小蓟浴都有效。
4. 传染性肝炎： 大蓟浴和小蓟浴均有清热解毒，对于恢复肝功能具有一定的效果。

使用方法

1. 熏洗法： 取大蓟 50 克，小蓟 50 克，加水煎煮 30 分钟，趁热熏洗患处，一般为 30 分钟。
2. 直接泡浴法： 将大蓟、小蓟若干，放入到水中煎煮 30 分钟，在含药的热水中进行全身药浴，30 分钟。
3. 坐浴： 每日 1 次，每次 30 分钟，可用于妇科疾病。

地榆浴

【性味归经】味苦酸，性寒，无毒。归肝、肺、肾、大肠经。
【功能主治】凉血止血，清热解毒，消肿敛疮。

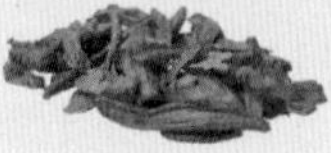

【处方用量】地榆 100 克。

适用病症

1. 血热出血证： 地榆浴可以泄热而凉血止血，又能收敛止血，对于便血、崩漏、血痢、痔血等多种血热出血之证，具有很好的效果。
2. 疮疡痈肿： 地榆浴可清热凉血，又能解毒消肿，对于疮疡痈肿，无论成脓与否均可运用。在药浴的同时也可用地榆煎汁浸洗，或湿敷患处，效果更佳。
3. 烫伤： 地榆浴可以泻火解毒，味酸涩能敛疮，为治水火烫伤之要药，药浴同时可用地榆研末，麻油调敷，有很好的缓解作用。

使用方法

1. 熏洗法： 取地榆 100 克，加水煎煮 30 分钟，趁热熏洗患处，一般为 30 分钟。
2. 直接泡浴法： 将地榆若干，放入到水中煎煮 30 分钟，在含药的热水中进行全身药浴，一般为 30 分钟。
3. 浓汁制作方法： 一次性煎取地榆浓汁，待用时，用冷水加入制好的药液中使用。

槐花浴

【性味归经】味苦，性微寒。归肝经、大肠经。

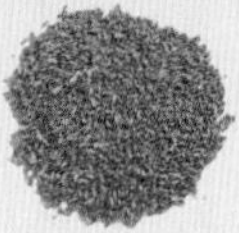

【功能主治】凉血止血，清肝泻火。

【处方用量】槐花 100 克。

适用病症

1. 血热出血证：槐花浴具有凉血止血的功效，对于便血、痔血、血痢等多种血热出血证具有很好的效果。

2. 风热目赤：取其清肝泻火的功效，对于肝火上炎导致的头晕胀痛、面红目赤有很好的效果。

3. 皮肤病：槐花浴对于皮肤瘙痒、丘疹具有一定的缓解作用，可治疗各种皮肤风证。

4. 预防中风。

使用方法

1. 直接泡浴法：将槐花 100 克，放入到水中煎煮 30 分钟，在含药的热水中进行全身药浴，一般为 30 分钟。

2. 浓汁制作方法：制作方法参照 P17。

3. 熏洗法：取槐花若干，加水煎煮 30 分钟，趁热熏洗患处，一般为 30 分钟。

4. 足浴：每日 1 次，每次 30 分钟。

5. 坐浴：每日 2 次，每次 30 分钟，可用于便血、崩漏等。

侧柏叶浴

【性味归经】味苦、涩，性微寒。归肺经、肝经、大肠经。

【功能主治】凉血止血，止咳祛痰，祛风湿，散肿毒，生发乌发。

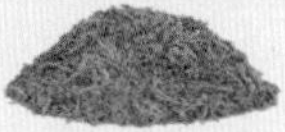

【处方用量】侧柏叶 100 克。

适用病症

1. 血热出血证： 侧柏叶浴善清血热，兼能收敛止血，为治各种出血病症之要药，对于吐血、鼻出血、尿血、血痢、崩漏等以血热出血证，有很好的效果。

2. 斑秃： 侧柏叶有生发乌发之效，是治疗斑秃的佳品。在药浴同时，可将鲜侧柏叶浸泡于酒精中，滤取药液，涂擦毛发脱落部位，有一定的效果。

3. 烫伤： 侧柏叶浴对于烫伤具有很好的疗效，同时可将鲜品捣烂外敷于患处，以提高疗效。

4. 抗菌保健： 侧柏叶浴对金黄色葡萄球菌、痢疾杆菌、白喉杆菌等均有抑制作用，起到防病保健的作用。

使用方法

1. 直接泡浴法： 将侧柏叶 100 克，放入到水中煎煮 30 分钟，在含药的热水中进行全身药浴，30 分钟。

2. 浓汁制作方法： 制作方法参照 P17。对于烫伤，用冷水加入制好的药液中使用。

3. 足浴： 每日 1 次，每次 30 分钟。

羊蹄浴

【性味归经】味苦，性寒。归心经、肝经、大肠经。

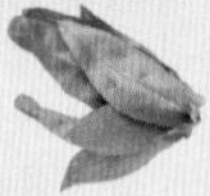

【功能主治】清热通便，凉血止血，杀虫止痒。

【处方用量】羊蹄 20 克。

适用病症

1. 血热出血证： 羊蹄浴既能凉血止血，又能收敛止血，对于血热所致的咯血、吐血、鼻出血及紫癜等出血之证，有一定的疗效。

2. 疥癣、疮疡： 羊蹄浴能清热解毒疗疮，又能杀虫止痒，为治癣疥之良药。对于疥癣、疮疡有一定的效果。疥癣在药浴的同时可取鲜品捣烂涂患处。

3. 烫伤： 在进行药浴的同时用鲜品捣烂敷患处，或研末，油调外涂，可以提高疗效。

4. 跌打损伤： 鲜羊蹄根适量，捣烂，用酒炒热，敷患处。

5. 湿疹： 药浴对其有一定的效果。

使用方法

1. 熏洗法： 取羊蹄 20 克，加水煎煮 30 分钟，趁热熏洗患处，一般为 30 分钟。

2. 直接泡浴法： 将羊蹄若干，放入到水中煎煮 30 分钟，在含药的热水中进行全身药浴，一般为 30 分钟。

3. 足浴： 每日 1 次，每次 30 分钟。

三七浴

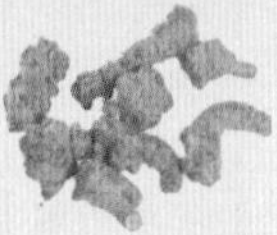

【性味归经】味甘、微苦，性温。归肝经、胃经、心经、肺经、大肠经。

【功能主治】止血，散血，定痛。

【处方用量】三七 50 克。

适用病症

1. 出血证：三七功善止血，能化瘀生新，有止血不留瘀，化瘀不伤正的特点，是著名的止血药。三七浴对于咳血、吐血、鼻出血、便血及外伤出血等有很好的止血效果，是各种内外出血证首选的药浴。

2. 跌扑瘀肿：三七具有止血、散血的功效，对于因跌打损伤或者其他原因导致的体内外瘀血，三七浴都有很好的效果，配合内服三七粉，疗效颇佳。

3. 美容保健：三七浴对于防止皮肤老化，滋润皮肤、延缓衰老都有一定的效果。

使用方法

1. 直接泡浴法：将三七 50 克，放入到水中煎煮 30 分钟，在含药的热水中进行全身药浴，一般为 30 分钟。

2. 熏洗法：取三七若干，加水煎煮 30 分钟，趁热熏洗患处，一般为 30 分钟。

3. 坐浴：每日 2 次，每次 30 分钟，可用于便血、子宫脱垂等。

仙鹤草浴

【性味归经】味苦、涩，性平。归心经、肝经。

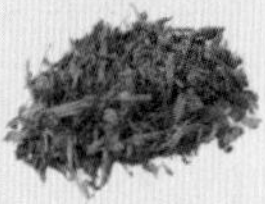

【功能主治】收敛止血，止痢，杀虫。

【处方用量】仙鹤草 60 克。

适用病症

1. 出血证：仙鹤草浴可收敛止血，对于吐血、尿血、便血、崩漏、咯血、鼻出血之症，有一定的疗效。

2. 脱力劳伤：仙鹤草浴有补虚、强壮的作用，对于治劳力过度所致的脱力劳伤、神疲乏力、面色萎黄等症状，具有很好的疗效。同时可配合口服，效果更佳。

3. 疮疖痈肿：对于疮疖痈肿，仙鹤草浴具有很好的治疗效果。

4. 腹泻、痢疾：仙鹤草浴能涩肠、止泻、止痢，又能止血，对于血痢及久病泻痢有效。

使用方法

1. 熏洗法：取仙鹤草 60 克，加水煎煮 30 分钟，趁热熏洗患处，一般为 30 分钟。

2. 直接泡浴法：将仙鹤草若干，放入到水中煎煮 30 分钟，在含药的热水中进行全身药浴，一般为 30 分钟。

3. 浓汁制作方法：制作方法参照 P17。浓汁制作法是一次性取仙鹤草浓汁，待用时再加到热水中使用。

紫珠浴

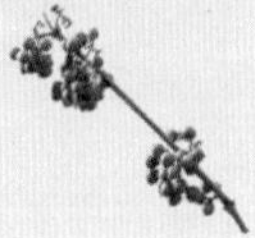

【性味归经】味苦、涩，性凉。归肝经、肺经、胃经。

【功能主治】凉血，收敛止血，清热解毒。

【处方用量】紫珠 20 克。

适用病症

1. 出血证： 紫珠浴既能收敛止血，又能凉血止血，对咯血、鼻出血、呕血等各种内外伤出血，尤多用于肺胃出血之证，有很好的效果。

2. 热毒疮疡： 紫珠浴有清热解毒、敛疮之功。对于热毒疮疡，在进行药浴的同时，可用紫珠鲜品捣烂，外敷于患处。

3. 烧烫伤： 取其清热解毒敛疮的功效，对于烧烫伤，在进行药浴之后可把紫珠研末撒于患处，有明显效果。

4. 拔牙后出血不止： 用消毒棉球蘸紫珠叶末塞之。

使用方法

1. 直接泡浴法： 将紫珠 20 克，放入到水中煎煮 30 分钟，在含药的热水中进行全身药浴，一般为 30 分钟。

2. 浓汁制作方法： 制作方法参照 P17。对于烫伤，用冷水加入制好的药液中使用。

3. 熏洗法： 取紫珠若干，加水煎煮 30 分钟，趁热熏洗患处，一般为 30 分钟。

艾叶浴

【性味归经】味辛、苦，性温，有小毒。归肝、脾、肾经。

【功能主治】散寒止痛，温经止血，祛湿止痒。

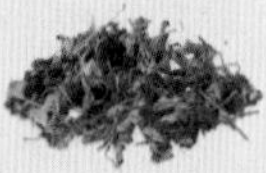

【处方用量】艾叶 100 克。

适用病症

1. **妇科疾病**：艾叶浴具有散寒止痛、温经止血的功效，对于月经不调、痛经、胎动不安、心腹冷痛都有明显的疗效，特别是对于崩漏有效。

2. **湿疹、疥癣**：取其祛湿止痒的功效，对于湿疹、疥癣有很好的效果。

3. **咳喘**：艾叶浴对于因寒凉导致的咳喘有很好的效果。

4. **体味**：艾叶浴能够对狐臭一类的疾病有较好的疗效。

5. **鼻血不止**：艾灰吹之，亦可以艾叶煎服。

使用方法

1. **熏洗法**：取艾叶 100 克，加水煎煮 30 分钟，趁热熏洗患处，一般为 30 分钟。

2. **直接泡浴法**：将艾叶若干，放入到水中煎煮 30 分钟，在含药的热水中进行全身药浴，一般为 30 分钟。

3. **浓汁制作方法**：制作方法参照 P17。

4. **足浴**：每日 1 次，每次 30 分钟。

5. **坐浴**：每日 2 次，每次 30 分钟，可用于妇科疾病。

化痰止咳平喘

化痰止咳药：凡以祛痰或消痰为主的药物称为化痰药，能缓和或制止咳嗽喘息的药物称止咳平喘药。

化痰药药性辛而燥者，多有燥湿化痰、温化寒痰的作用；药性甘苦微寒者，多有清化热痰、润燥化痰的作用。化痰药主要用于痰多咳嗽、咯痰不爽以及与痰有关的病症，如瘿瘤瘰疬等证。止咳平喘药中，由于药物性味的不同，分别具有宣肺、降肺、泻肺、清肺、润肺、敛肺止咳平喘的作用。止咳平喘药主要用于治疗症见咳嗽、气喘的多种疾患。使用化痰止咳平喘药时，须根据不同的病情适当配伍。

半夏浴

【性味归经】味辛，性温，有毒。归脾、胃、肺经。

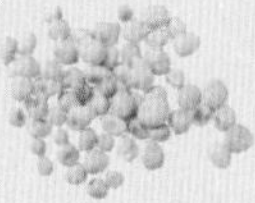

【功能主治】消肿止痛，消痞散结。

【处方用量】半夏适量。

适用病症

1. **瘿瘤瘰疬：** 半夏能化痰散结，对于痰湿结聚所致的瘿瘤、瘰疬痰核等都有好的效果。半夏浴配合汤剂效果更佳。

2. **梅核气：** 半夏浴能够消痞散结，治疗梅核气等病，可配合汤剂使用。

3. **妇科疾病：** 坚持使用半夏浴，对宫颈炎具有确切的疗效。

4. **蛇咬伤：** 半夏浴后，可将鲜半夏、鸭跖菜各等量，混合捣碎，敷于伤处。

使用方法

1. **浓汁制作方法：** 制作方法参照P17。浓汁制作方法是一次性取半夏浓汁，待用时再加入到热水中。

2. **足浴：** 每日1次，每次30分钟。

3. **坐浴：** 每日2次，每次30分钟，可用于妇科疾病。

4. **熏洗法：** 取半夏适量，加水煎煮30分钟，趁热熏洗患处，一般为30分钟。

天南星浴

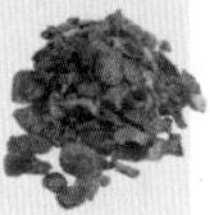

【性味归经】味苦、辛，性温，有毒。归肺经、肝经、脾经。

【功能主治】燥湿化痰，祛风止痉，散结消肿。

【处方用量】天南星适量。

适用病症

1. 痈疽肿痛： 天南星浴有消肿散结止痛的功效，对于痈疽肿痛、痰核等有一定的效果，同时可取天南星的鲜品，研末醋调敷，效果更好。

2. 蛇虫咬伤： 取其散结消肿的功效，对于毒蛇咬伤，药浴之后可配雄黄外敷患处，效果更佳。

3. 风痰眩晕、中风： 天南星浴善祛风痰而止痉厥。对于风痰眩晕及风痰留滞经络，半身不遂，手足顽麻，口眼㖞斜等症状，有较好的效果。

4. 阴部瘙痒： 天南星浴对于阴部瘙痒有效。

使用方法

1. 熏洗法： 取天南星适量，加水煎煮 30 分钟，趁热熏洗患处，一般为 30 分钟。

2. 足浴： 天南星适量，加水煎煮 30 分钟，待药液温度合适时，浸泡双足。每日 1 次，每次 30 分钟。

3. 坐浴： 阴部瘙痒可用此法，如果男性，应将整个生殖器浸入到药液中。每日 2 次，每次 30 分钟。

禹白附浴

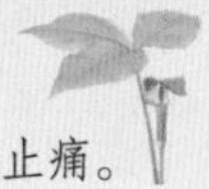

【性味归经】味辛、甘，性温，有毒。归胃经、肝经。

【功能主治】燥湿化痰，祛风止痉，解毒散结止痛。

【处方用量】禹白附适量。

适用病症

1. 瘰疬痰核，毒蛇咬伤： 禹白附浴有解毒散结止痛的功效，对于瘰疬痰核，可鲜品捣烂外敷；毒蛇咬伤可磨汁内服并外敷，具有一定的疗效。

2. 中风痰壅，口眼㖞斜： 取其善祛风痰而解痉止痛的功效，对于中风痰壅、口眼㖞斜有很好的疗效，配合汤剂效果更佳。

3. 破伤风： 禹白附浴对于破伤风杆菌具有很好的抑制和杀灭作用，是治疗破伤风理想的药浴。

4. 惊风癫痫： 禹白附浴具有祛风止痉的功效，对于风痰壅盛之惊风、癫痫有缓解的作用。

使用方法

1. 熏洗法： 取禹白附适量，加水煎煮 30 分钟，趁热熏洗患处，一般为 30 分钟。

2. 足浴： 禹白附适量，加水煎煮 30 分钟，待药液温度合适时，浸泡双足。每日 1 次，每次 30 分钟。

3. 坐浴： 每日 2 次，每次 30 分钟。

旋覆花浴

【性味归经】味苦、辛、咸，性微温。归肺、胃、大肠经。

【功能主治】降气，消痰，行水，止呕。

【处方用量】旋覆花100克。

适用病症

1. 咳嗽：旋覆花浴具有降气化痰而平喘咳，消痰行水而除痞满的功效，对于咳喘痰多，痰饮蓄结，胸膈痞满具有一定的效果。

2. 噫气、呕吐：取其善降胃气而止呕逆的功效，对于由于治痰浊中阻，胃气上逆而噫气呕吐有效。

3. 胸胁痛：旋覆花浴有疏通脉络之功效，对于气血不和之胸胁痛有效，同时可配合香附来提高疗效。

4. 抑菌作用：对于很多致病菌均有抑制的作用，可起到防病保健的作用。

使用方法

1. 熏洗法：取旋覆花100克，加水煎煮30分钟，趁热熏洗患处，一般为30分钟。

2. 直接泡浴法：将旋覆花若干，放入到水中煎煮30分钟，在含药的热水中进行全身药浴，一般为30分钟。

3. 足浴：旋覆花适量，加水煎煮30分钟，待药液温度合适时，浸泡双足。每日1次，每次30分钟。

紫苏浴

【性味归经】味辛，性温。归肺经、脾经。

【功能主治】发汗解表，理气宽中，解鱼蟹毒。

【处方用量】紫苏 20 克。

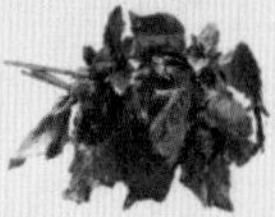

适用病症

1. **风寒感冒：**紫苏浴可散表寒，发汗力较强，对于恶寒、发热、胸脘满闷、恶心呕逆等风寒表证有较好的效果。

2. **脾胃气滞，胸闷呕吐：**紫苏浴能行气以宽中除胀，和胃止呕，对于气机郁滞之胸脘胀满，恶心呕吐等症状，有一定的效果。

3. **安胎：**紫苏浴可有行气安胎之功效，对于胎气上逆，胸闷呕吐，胎动不安等症状有效。

4. **鱼蟹中毒：**取其和中解毒的功效，对于进食鱼蟹中毒而致腹痛吐泻有一定的疗效。

使用方法

1. **熏洗法：**取紫苏 20 克，加水煎煮 30 分钟，趁热熏洗患处，一般为 30 分钟。

2. **直接泡浴法：**将紫苏若干，放入到水中煎煮 30 分钟，在含药的热水中进行全身药浴，一般为 30 分钟。

3. **浓汁制作方法：**制作方法参照 P17。浓汁制作方法是一次性取紫苏浓汁，待用时再加入到热水中。

款冬花浴

【性味归经】味辛，性温。归肺经。

【功能主治】镇咳下气，润肺祛痰。

【处方用量】款冬花 200 克。

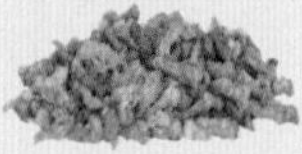

适用病症

1. 咳喘： 款冬花辛温而润，对于咳嗽偏寒、肺热咳喘、阴虚燥咳、喘咳日久痰中带血、肺痈咳吐脓痰者等，具有一定的疗效，特别对于寒痰咳嗽具有很好的疗效。

2. 口中疳疮： 用款冬花、黄连各等分，为末，将其敷患处。

3. 调节情志： 款冬花浴对于紧张、焦虑、沮丧的情绪都有很好的安抚作用。

4. 喉痹： 款冬花具有镇咳下气的功效，对于喉痹有效。

使用方法

1. 熏洗法： 取款冬花 200 克，加水煎煮 30 分钟，趁热熏洗患处，一般为 30 分钟。

2. 直接泡浴法： 将款冬花若干，放入到水中煎煮 30 分钟，在含药的热水中进行全身药浴，一般为 30 分钟。

3. 坐浴： 每日 2 次，每次 30 分钟。

4. 足浴： 款冬花适量，加水煎煮 30 分钟，待药液温度合适时，浸泡双足。每日 1 次，每次 30 分钟。

皂角浴

【性味归经】味辛、咸，性温，有小毒。归肺、大肠经。

【功能主治】祛痰止咳，开窍通闭，杀虫散结。

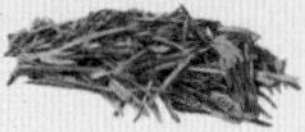

【处方用量】皂角适量。

适用病症

1. 痈肿疮疡： 皂角浴具有散结消肿之效，对于疮肿未溃者有一定的疗效，在皂角浴后，可将皂角熬膏外敷于患处，可提高疗效。

2. 顽痰阻肺，咳喘痰多： 皂角浴通利气道，软化胶结之痰，对顽痰胶阻于肺，见咳逆上气，时咳稠痰，难以平卧等症状，具有一定的疗效。

3. 便秘： 皂角浴能通肺及大肠气，有通便作用，在药浴后，可用皂角和细辛研末，加蜂蜜调匀，制成栓剂用。

4. 脱发、白发： 用皂角加以何首乌研磨成粉末状，每日洗头，可减轻脱发、白发状况。

使用方法

1. 熏洗法： 取皂角适量，加水煎煮 30 分钟，趁热熏洗患处，一般为 30 分钟。

2. 坐浴： 每日 2 次，每次 30 分钟。

3. 灌肠法： 皂角加热煮 30 分钟，用三层纱布过滤，待水温合适后再进行灌肠，须在医生指导下进行。

攻毒杀虫止痒

攻毒杀虫止痒药：凡以攻毒疗疮，杀虫止痒为主要作用的药物，分别称为攻毒药或杀虫止痒药。

本类药物以外用为主，兼可内服，具有解毒杀虫、消肿定痛等功效，主要适用于疥癣、湿疹、痈疮疔毒、麻风、梅毒、毒蛇咬伤等病症。外用方法分别有研末外撒，用香油和茶水调敷，制成软膏涂抹，制成药捻或栓剂栓塞，煎汤熏洗、热敷等。

本类药物多有毒，外用与内服均应严格控制剂量和用法，不宜过量或持续使用，以防中毒。制剂时，应严格遵守炮制及制剂法度，以降低毒性，确保用药安全。

雄黄浴

【性味归经】味辛，性温，有毒。归肝经、大肠经。
【功能主治】解毒杀虫，燥湿祛痰，截疟疾。

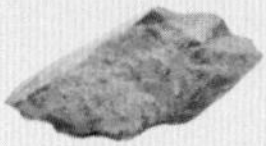

【处方用量】雄黄适量。

适用病症

1. **痈肿疔疮：**雄黄浴具有解毒杀虫的功效，对于痈肿疔疮具有较好的疗效，可将雄黄研末涂抹于患处。
2. **蛇虫咬伤：**取其解毒杀虫疗疮的功效，对于蛇虫咬伤，在药浴后，对于轻者用其与香油调，涂患处。
3. **湿疹疥癣：**雄黄浴具有解毒杀虫、燥湿祛痰的功效，对于湿疹疥癣有效。
4. **虫积腹痛：**可配合牵牛子、槟榔等同用，有一定的疗效。

使用方法

1. **坐浴：**每日 2 次，每次 30 分钟。
2. **直接泡浴法：**雄黄经过水飞后（水飞是利用粗细粉末在水中悬浮性不同，将不溶于水的药材，如矿物，贝壳类等药物与水共研，经反复研磨制备成极细腻粉末的方法，称水飞法。水飞可去除杂质，洁净药物；使药物质地细腻，便于内服和外用；防止药物在研磨过程中粉尘飞扬，污染环境），在稀释后的水溶液当中进行药浴。

硫黄浴

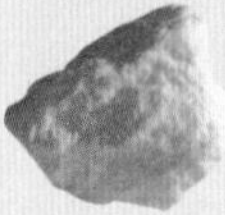

【性味归经】味酸，性温，有毒。归肾经、大肠经。

【功能主治】解毒，杀虫，疗疮。

【处方用量】硫黄适量。

适用病症

1. 阴疽疮疡： 硫黄浴具有解毒、疗疮的功效，对于阴疽疮疡具有一定的疗效，在药浴后，可将硫黄与白面研末外敷患处。

2. 疥癣，湿疹： 取其解毒疗疮、燥湿止痒的功效，尤为治疗疥疮的要药。对于疥癣，湿疹，在清洗皮肤后，可将硫黄为末，麻油调成糊状，涂抹于患处。具有一定的效果。

3. 秃疮： 硫黄对于生在头上，初起白痂，瘙痒难忍，久则发枯脱落，形成秃斑等秃疮的症状有效。

4. 带下： 硫黄、乌梅肉适量，制成丸状，用酒服下。

使用方法

1. 直接泡浴法： 将硫黄适量，加入到水中，浸泡 10 分钟，每日 3 次。

2. 坐浴： 男性治疗外生殖器疾病时，一定要将全部的阴囊泡于药液中，必要时需将包皮拨开露出龟头。每日 2 次，每次 30 分钟。

白矾浴

【性味归经】味酸涩，性寒，有毒。归肺、脾、肝、大肠、膀胱经。

【功能主治】消痰，止泻，止血，解毒，杀虫。

【处方用量】白矾适量。

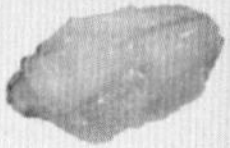

适用病症

1. 皮肤病： 白矾浴具有燥湿、解毒的功效，对于湿疹、湿疮、疥癣等有一定的功效。

2. 出血证： 可治内外出血证，如崩漏下血、便血、创伤出血等。

3. 急慢性化脓性中耳炎： 将外耳道脓性分泌物用棉棒擦干后，吹入药。

4. 泄泻： 对小儿伏暑泄泻、老人久泻不止，都有一定的效果。

5. 防病保健： 对大肠杆菌、葡萄球菌、白色念珠菌、溶血性链球菌、肺炎球菌等有不同程度的抑制作用。

使用方法

1. 熏洗法： 取白矾适量，加水煎煮 10 分钟，趁热熏洗患处，一般为 30 分钟。

2. 坐浴： 取适量的白矾，加水煎煮 10 分钟，趁热熏洗患处。女性注意清洗阴道。男性应注意将生殖器完全浸入药液当中。每日 2 次，每次 10 分钟。

蛇床子浴

【性味归经】味辛、苦，性温，有小毒。归肾经。

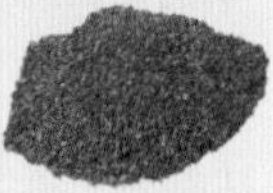

【功能主治】解毒杀虫，燥湿祛风。

【处方用量】蛇床子100克。

适用病症

1. 疥癣： 蛇床子浴具有解毒杀虫的功效，在进行药浴后，可将蛇床子研成粉末，猪油调成糊状，涂于患处，对于治疗疥癣瘙痒有效果。

2. 阴部湿痒： 蛇床子可以辛苦温燥，有杀虫止痒，燥湿等作用。为皮肤及妇科病常用药，对于妇女阴部瘙痒、男性阴囊湿疹、汗疱疹糜烂期有很好的效果。

3. 肾虚阳痿，宫冷不孕： 蛇床子浴温肾壮阳之功亦佳，对于肾虚阳痿，宫冷不孕，可配伍当归、枸杞子、淫羊藿等来提高疗效。

4. 滴虫性阴道炎： 蛇床子适量，水煎，灌洗阴道。

使用方法

1. 熏洗法： 取蛇床子100克（用纱布包裹），加水煎煮30分钟，趁热熏洗患处，一般为30分钟。

2. 浓汁制作方法： 制作方法参照P17。

3. 灌肠法： 蛇床子加热煮30分钟，用三层纱布过滤，待水温合适后再进行灌肠，须在医生指导下进行。

土荆皮浴

【性味归经】味辛，性温，有毒。归肺经、脾经。

【功能主治】杀虫，止痒。

【处方用量】土荆皮50克。

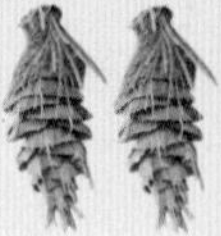

适用病症

1. 癣病： 土荆皮浴有较好杀虫疗癣，祛湿止痒作用。对于体癣、手足癣、头癣等多种癣病，在进行药浴后，可把土荆皮研末，加醋调成糊状，敷于患处，有一定的疗效。

2. 湿疹，皮炎，皮肤瘙痒： 土荆皮浴有祛湿止痒的功效，在药浴后，可把土荆皮浸入酒中，外擦患处，以提高疗效。

3. 防病保健： 对于一些致病菌有一定的杀灭作用，可起到防病保健的作用，保护家人的健康。

4. 神经性皮炎： 土荆皮浴可以缓解皮肤瘙痒的症状。

使用方法

1. 熏洗法： 取土荆皮50克（用纱布包裹），加水煎煮30分钟，趁热熏洗患处，一般为30分钟。

2. 坐浴： 每日2次，每次30分钟。

3. 足浴： 每日1次，每次30分钟。

4. 浓汁制作方法： 制作方法参照P17。

驱虫

驱虫药：驱虫药，凡能将肠道寄生虫杀死或驱出体外的药物，称为驱虫药。

本类药物多具毒性，入脾、胃、大肠经，对人体内的寄生虫，特别是肠道内寄生虫，有毒杀、麻痹作用，促使其排出体外。故驱虫药主要用于治疗肠道寄生虫病，如蛔虫病、蛲虫病、绦虫病、钩虫病、姜片虫病等。此类寄生虫病患者每见绕脐腹痛、不思饮食或善饥多食、嗜食异物，久则出现形体消瘦、面色萎黄、腹大青筋暴露、水肿等症状。也有部分病人症状较轻，无明显症候，只在查验大便时才被发现。

驱虫药一般在空腹时服用，以便使药物与虫体易于接触，更好地发挥驱虫效果。常配伍泻下药，促虫排出。部分驱虫药毒性较大，孕妇慎用。

使君子浴

【性味归经】味甘，性温。归脾经、胃经、大肠经。

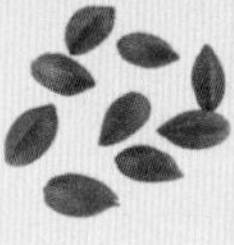

【功能主治】驱虫，健脾消积。

【处方用量】使君子 20 克

适用病症

1. 蛔虫病，蛲虫病：使君子浴既有良好的驱杀蛔虫作用，又具缓慢的滑利通肠之性，故为驱蛔要药，尤宜于小儿。在药浴后，可将使君子炒香嚼服，效果更佳。

2. 小儿疳疾：使君子浴既能驱虫，又能健脾消疳。对于小儿疳疾之面色萎黄、形瘦腹大、腹痛有虫等症状，具有一定的效果。

3. 疮疡：使君子可以有效缓解疔疮、疖肿、瘰疬等病症。

使用方法

1. 熏洗法：取使君子 20 克，加水煎煮 30 分钟，趁热熏洗患处，一般为 30 分钟。

2. 直接泡浴法：将使君子若干，放入到水中煎煮 30 分钟，在含药的热水中进行全身药浴，一般为 30 分钟。

3. 灌肠法：使君子加热煮 30 分钟，用三层纱布过滤，待水温合适后再进行灌肠，须在医生指导下进行。

槟榔浴

【性味归经】味苦、辛，性温。归胃经、大肠经。

【功能主治】驱虫，消积，下气，行水，截疟疾。

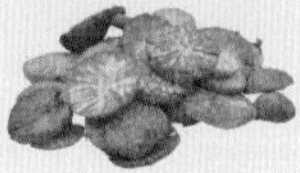

【处方用量】槟榔 50 克。

适用病症

1. 多种肠道寄生虫病：槟榔浴有驱虫、消积的功效，对绦虫、蛔虫、蛲虫、钩虫等肠道寄生虫都有驱杀作用，并以泻下作用驱除虫体为其优点。用治绦虫症疗效最佳，配合汤剂效果更佳。

2. 水肿，脚气肿痛：槟榔浴既能利水，又能行气，气行则助水运，对于水肿，脚气肿痛有一定的疗效。

3. 食积气滞，泻痢后重：辛散苦泄，入胃肠经，善行胃肠之气，消积导滞，兼能缓泻通便。对于食积气滞、腹胀便秘等证有效。

4. 疟疾：槟榔浴具有截疟疾的功效，可配合汤剂一起使用。

使用方法

1. 熏洗法：取槟榔 50 克，加水煎煮 30 分钟，趁热熏洗患处，一般为 30 分钟。

2. 灌肠法：槟榔加热煮 30 分钟，用三层纱布过滤，待水温合适后再进行灌肠，须在医生指导下进行。

大蒜浴

【性味归经】性温，味辛。归脾经、胃经、肺经。

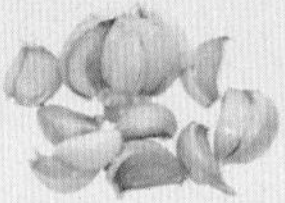

【功能主治】行气消积，杀虫解毒。

【处方用量】大蒜 100 克。

适用病症

1. 痈肿疔毒，疥癣： 大蒜浴具有解毒，杀虫，消肿作用。在药浴后，对于治疮疖初发可用独头蒜切片贴肿处。对于皮肤或头癣瘙痒，可把大蒜捣烂，外敷于患处，具有较好的效果。

2. 钩虫病，蛲虫病： 取其行气消积、杀虫解毒的功效，在药浴后，可将大蒜捣烂，加茶油少许，睡前涂于肛门周围，有一定的疗效。

3. 痢疾，泄泻，肺痨： 对于泻痢，可用大蒜浸液保留灌肠。

4. 防病保健： 对多种球菌、杆菌、真菌和病毒等均有抑制和杀灭作用，可有效起到保健作用。

使用方法

1. 熏洗法： 取大蒜 100 克，加水煎煮 30 分钟，趁热熏洗患处，一般为 30 分钟。

2. 坐浴： 每日 2 次，每次 30 分钟。

3. 足浴： 每日 1 次，每次 30 分钟。

拔毒化腐生肌

这篇药浴有消食、拔毒、化腐生肌、止带、美容的药浴等。

拔毒化腐生肌药浴：凡以拔毒化腐，生肌敛疮为主要作用的药物，称为拔毒化腐生肌药。代表药浴：炉甘石浴、硼砂浴。此外还包括：芫花浴、胆矾浴、玫瑰果浴。

芫花浴

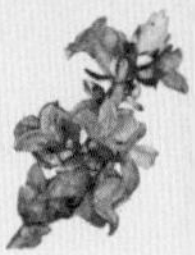

【性味归经】味苦、辛，性寒，有毒。归肺、脾、肾经。

【功能主治】泄水逐饮，祛痰止咳，杀虫解毒。

【处方用量】芫花 100 克。

适用病症

1. **头疮、白秃、顽癣：** 芫花浴能杀虫疗疮，对于头疮、白秃、顽癣等皮肤病有效。在药浴后，可把芫花研末，外敷于患处。

2. **痈肿：** 取其杀虫解毒的功效，对于痈肿具有一定的效果。

3. **牙痛难忍：** 用芫花末擦牙令热，痛定后，以温水漱口。

4. **冻疮。**

使用方法

1. **直接泡浴法：** 将芫花 100 克，放入到水中煎煮 30 分钟，使用者在含药的热水中进行全身药浴，一般为 30 分钟。

2. **浓汁制作方法：** 制作方法参照 P17。

3. **熏洗法：** 取芫花若干，加水煎煮 30 分钟，趁热熏洗患处，一般为 30 分钟。

4. **精油制备：** 药浴的同时可在局部擦精油，疗效更佳。

甘松浴

【性味归经】味辛、甘，性温。归脾经、胃经。
【功能主治】温中散寒，理气止痛，醒脾开胃。

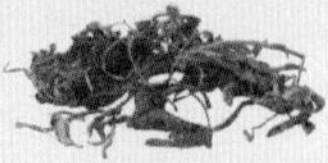

【处方用量】甘松 50 克。

适用病症

1. 脘腹冷痛胀满：取其温中散寒、理气止痛、醒脾开胃的功效，对于气郁胸闷、胃脘疼痛等症有一定的效果，可与木香、香橼皮等同用提高疗效。
2. 脚气：甘松浴可收湿拔毒，对于湿性脚气引起的各种症状，其效果非常明显。
3. 肾虚齿痛：甘松、硫黄适量，研为细末，漱口。
4. 神经性胃痛：甘松香、香附等适量，水煎服。
5. 调节情志：甘松浴对于各种原因导致的烦躁、燥热等症状治疗效果颇好，同时可缓解抑郁的心情。

使用方法

1.直接泡浴法：将甘松50克，放入到水中煎煮30分钟，在含药的热水中进行全身药浴，一般为30分钟。
2. 浓汁制作方法：制作方法参照 P17。浓汁制作法是一次性取甘松药液，待到用时再加入到热水之中。
3.足浴：每日1次，每次30分钟。
4.精油制备：药浴的同时可在局部擦精油，疗效更佳。

胆矾浴

【性味归经】味酸涩、辛，性寒，有毒。归肝、胆经。

【功能主治】涌吐痰涎，解毒收湿，祛腐蚀疮。

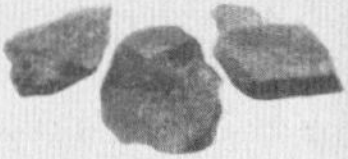

【处方用量】胆矾适量。

适用病症

1. 喉痹、癫痫：胆矾浴酸涩而辛，其性上行，具有涌吐作用，能够涌吐风痰及毒物。对于喉痹，喉间痰壅闭塞及风痰癫痫，有一定的疗效。

2. 误食毒物：取其涌吐的功效，对于误食毒物有一定的效果。

3. 风眼赤烂、口疮：胆矾浴有解毒收湿之功，对于口、眼诸窍火热之症有很好的效果。对于风眼赤烂，可泡汤洗眼。

4. 百虫入耳：胆矾研末，加入醋中，滴入耳中。

5. 肿毒不溃：对于疮疡肿毒具有一定的疗效。

使用方法

1. 直接泡浴法：将经过煅烧后，再研磨的胆矾适量，放入到水中，使用者在含药的水中进行全身药浴。

2. 足浴：每日 1 次，每次 10 分钟。

3. 洗眼浴：把适量的胆矾加入到水中，等到呈现混悬状态，清洗双眼。

炉甘石浴

【性味归经】味甘，性平。归胃经。

【功能主治】解毒明目退翳，收湿止痒敛疮。

【处方用量】炉甘石适量。

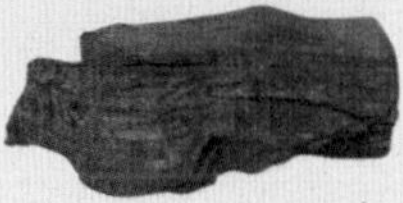

适用病症

1. **目赤翳障：**甘平无毒，可解毒明目退翳，收湿止痒，为眼科外用常用药。对目赤暴肿有较好的疗效。
2. **溃疡不敛，湿疮，湿疹：**有生肌敛疮、收湿止痒、解毒诸功效。对于湿疮、湿疹，可配石膏、龙骨、黄连等同用，以提高药效。
3. **眼睑溃烂：**本品具有收湿止痒的功效，对于眼眶破烂，畏光畏日有一定的效果。
4. **牙齿稀疏：**用炉甘石、石膏分为末，用少许擦牙，忌用牙刷。

使用方法

1. **直接泡浴法：**取水飞后的炉甘石适量（水飞是利用粗细粉末在水中悬浮性不同，将不溶于水的药材与水共研，经反复研磨制备成极细腻粉末的方法），放入到温水中，使用者在含药的水中进行全身药浴。
2. **洗眼浴：**将水飞后的炉甘石水溶液，放入到适量的水中，点入眼睛。

玫瑰果浴

【性味归经】味甘、微苦，性温。归肝经、脾经。

【功能主治】活血、美容。

【处方用量】玫瑰果 50 克。

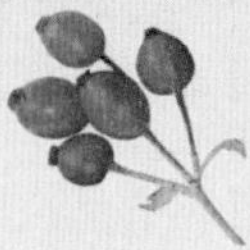

适用病症

1. 美容作用：玫瑰果浴可促进细胞新陈代谢，淡化黑斑、雀斑，恢复皮肤的嫩白。

2. 抗衰老：玫瑰果浴中含有维生素 C，有很强的清除自由基能力，是很好的抗氧化剂，有延缓衰老的作用。

3. 皮肤松弛：玫瑰果浴能通过促进表皮细胞的活性来提高皮肤再生和更新能力，可以改善皮肤皱纹及松弛状态，增强皮肤的弹性从而达到紧致肌肤的作用。

4. 护发养发：玫瑰果浴对因吹风、染发剂等导致头发破损伤害，有一定的保护效果。

使用方法

1. 直接泡浴法：将玫瑰果 50 克，放入到水中煎煮 30 分钟，使用者在含药的热水中进行全身药浴，一般为 30 分钟。

2. 浓汁制作方法：浓汁制作方法是一次性取玫瑰果浓汁，待到用时再把药液倒入热水之中。

3. 精油制备：药浴的同时可在局部擦精油，疗效更佳。

第三篇

常见疾病药浴

——对症药浴治百病

●药浴有其独特的功效而得以流传至今，自古以来一直受医学界重视。药浴不仅能疏通经络、活血化瘀、祛风散寒、除湿、强健骨骼，还可起到清热解毒、消肿止痛、延年益寿、美容养颜、防病抗衰老的功效。

●本篇对内科、外科和皮肤科、骨伤科、妇科、男科与儿科的多种常见疾病的病因、病机做了简要的说明，并针对这些疾病选取了药浴方，患者可根据自身的症状，辨证选取相应的药浴方进行调理，对治疗可起到积极的作用。

内科疾病药浴法

内科学是临床医学整体性较强、涉及知识面较广的一门学科。内科可以分为以下几类：呼吸内科、消化内科、心血管内科、神经内科、内分泌科、血液病科、传染病科等。药浴对于内科病的治疗有着很好的效果。

糖尿病

【病因病机】糖尿病是由遗传和环境因素相互作用而引起的一组以高血糖为主要标志，因体内胰岛素绝对或相对不足，引起糖类、蛋白质、脂肪、水和电解质代谢紊乱的代谢性疾病。典型症状有多饮、多尿、多食以及消瘦等。糖尿病不是单一疾病，而是多种病因引起的综合征。糖尿病并发症包括：由动脉粥样硬化引起的足部病变、肾病、眼部疾病、脑血管疾病、心血管疾病，还有皮肤病等。治疗的常用方剂有以下几种：

方一：

【药材】生地20克，麦冬、石斛、五味子、天精草、知母各15克，山药、天冬、茯苓各10克。

【功效】适用于糖尿病引发的各种病症。

【用法】将全部药材加水煮30分钟，待水温适宜时进行全身泡浴；或者用50℃药液擦洗全身3～4次。

方二：

【药材】绿豆250克，滑石、白芷、白附子各6克。

【功效】适用于糖尿病肌肤瘙痒，皮肤溢脂，皮肤粗糙皲裂等。

【用法】将绿豆、滑石、白芷、白附子加水煮30分钟，待水温适宜时进行全身泡浴；或者用50℃药液擦洗全身3～4次。

高血压病

【病因病机】高血压病是常见的心血管疾病，以体循环动脉血压持续性增高为主要表现，可分为原发性高血压病和继发性高血压病两大类。过度的摄入高热量高脂肪的食物，使得高血压病的发病人群逐渐年轻化。治疗的常用方剂有以下几种：

方一：

【药材】生牡蛎（先煎）30克，玄参、白芍、钩藤各15克，怀牛膝10克，甘草3克。

【功效】适用于高血压病阴虚阳亢证。

【用法】将生牡蛎、元参、白芍、钩藤、怀牛膝、甘草加水煮30分钟，待水温适宜时进行全身泡浴。

方二：

【药材】菊花10克，生山楂、草决明子（打碎）各15克。

【功效】适用于高血压病兼有高血脂者。

【用法】将菊花、生山楂、草决明子加水煮30分钟，待水温适宜时进行全身泡浴。

方三：

【药材】龙胆草、黄芩、栀子、杭白芍各10克，细生地18克，柴胡6克，决明子30克。

【功效】适用于高血压病肝火亢盛证。

【用法】将龙胆草、黄芩、栀子、杭白芍、细生地、柴胡、决明子加水煮 30 分钟，待水温适宜时进行全身泡浴。

方四：

【药材】生龙骨、生牡蛎、牛膝、枸杞子、白芍各 15 克，玄参 12 克，黑桑葚 30 克，生地、熟地各 24 克。

【功效】适用于高血压病阴虚阳亢证。

【用法】将生龙骨、生牡蛎、牛膝、枸杞子、白芍、玄参、黑桑葚、生地、熟地加水煮 30 分钟，待水温适宜时进行全身泡浴。

方五：

【药材】吴茱萸、桃仁、夏枯草、川牛膝各 15 克，丹参 30 克，桑枝 20 克。

【功效】活血通络，降压。适用于高血压病。

【用法】将全部药材加水煮 30 分钟，将药汁倒入脚盆内，温度适宜时将双脚浸泡在药液中 30 分钟，每日 1 ~ 2 次。

方六：

【药材】桑叶、桑枝各 15 克。

【功效】清热平肝，清肺润燥。适用于高血压病引起的头晕、失眠。

【用法】将桑叶、桑枝加水煮 30 分钟，水温适宜时进行足浴，每日 25 分钟以上。

感冒

【病因病机】感冒，中医又称作“冒风”“冒寒”“伤风”“重伤风”“小伤寒”。是指感受风邪或时行病毒，引起肺胃功能失调，出现鼻塞、流涕、喷嚏、头痛、恶寒、发热、全身不适、脉浮等为临床表现的一种外感病症。一年四季均可发病，以冬春季节为多，与咳嗽的发生、发展及慢性咳喘的急性发作关系密切。治疗的常用方剂有以下几种：

方一：

【药材】荆芥、防风、羌活、独活、生姜各9克，白芷、柴胡、前胡各12克。

【功效】适用于风寒感冒。

【用法】将全部药材加水煮30分钟，待水温适宜时进行全身泡浴，沐浴的同时可以饮用热水，加强排汗，还可以不断吸入蒸汽，加强治疗效果。

方二：

【药材】生姜、大蒜各50克，桂枝、白芍、甘草各25克，杏仁15克，大枣30枚。

【功效】适用于风寒感冒引起的发热头痛、关节肌肉疼痛、鼻塞流涕、打喷嚏。

【用法】将全部药材加水煮30分钟，待水温适宜时进行全身泡浴，沐浴的同时可以饮用热水，加强排汗，加强治疗效果。

方三：

【药材】桑叶、金银花各50克，菊花、薄荷、芦根、竹叶、牛蒡子、杏仁、柴胡、黄芩、连翘各20克，甘草、桔梗各15克。

【功效】适用于风热感冒者。

【用法】将全部药材加水煮30分钟，待水温适宜时进行全身泡浴，沐浴的同时可以饮用热水，加强排汗，加强治疗效果。

方四：

【药材】金银花、连翘、荆芥、薄荷、牛蒡子、淡豆豉、桔梗、桑叶、菊花、前胡、杏仁、板蓝根、甘草各20克。

【功效】清热解毒。适用于疫毒型感冒。

【用法】将金银花、连翘、荆芥、薄荷、牛蒡子、淡豆豉、桔梗、桑叶、菊花、前胡、杏仁、板蓝根、甘草加水煮，40分钟后浸泡双足30~40分钟。

方五：

【药材】香薷、苏叶、厚朴、藿香各12克，羌活、淡豆豉各10克。

【功效】适用于暑湿感冒。

【用法】将全部药材加水煮30分钟，待水温适宜时进行全身泡浴，沐浴的同时可以饮用热水，促进排汗，还可以不断吸入蒸汽，加强治疗效果。

头痛

【病因病机】头痛是临床上常见的一种自觉症状，见于各种急慢性疾病中，在临床上较为常见。头痛可急可慢，可轻可重，凡以头痛为主者均属此病。若头痛剧烈，经久不愈，呈发作性者，又称“头风”。治疗的常用方剂有以下几种：

方一：

【药材】党参、枸杞子各50克，白术、山萸肉各40克，熟地、当归、赤芍各30克。

【功效】补气养血，益肾滋肝。适用于气血亏虚型头痛。

【用法】将党参、枸杞子、白术、山萸肉、熟地、当归、赤芍加水煮，40分钟后浸泡双足30~40分钟；或者每日用药液洗头。

方二：

【药材】白芥子、川芎、天南星各20克，细辛5克，冰片1.5克。

【功效】适用于各种头痛。

【用法】将白芥子、川芎、天南星、细辛、冰片全部药材一起加水煮，40分钟后浸泡双足30~40分钟；或者每日用药液洗头。

方三：

【药材】羌活、白茯苓、川芎、当归各30克，细辛5克。

【功效】适用于头重头痛。
【用法】将羌活、白茯苓、川芎、当归、细辛全部药材一起加水煮，40分钟后浸泡双足30~40分钟。

方四：

【药材】半夏、白术、生姜各50克，陈皮25克，蔓荆子20克，白蒺藜30克。
【功效】健脾化湿，降逆止呕。适用于痰浊头痛。
【用法】将全部药材加水煮，40分钟后浸泡双足30~40分钟；或者每日用药液洗头。

方五：

【药材】薄荷、桑叶、生南星、吴茱萸各30克，冰片1克。
【功效】适用于风热头痛。
【用法】将薄荷、桑叶、生南星、吴茱萸全部药材一起加水煮，40分钟后浸泡双足30~40分钟；或者每日用药液洗头。

方六：

【药材】白芷、藁本、蔓荆子、川芎各15克，细辛6克，冰片2克。
【功效】适用于偏头痛。
【用法】将白芷、藁本、蔓荆子、川芎、细辛、冰片加水煮，40分钟后浸泡双足30~40分钟；或者每日用药液洗头。

咳嗽

【病因病机】咳嗽是呼吸系统疾病最常见的症状之一，它是一种保护性神经反射。但是如果持续、频繁地咳嗽，那么就是一种病理现象了。中医学认为，咳嗽是因外感六淫，脏腑内伤，影响于肺所致有声有痰之症。中医将咳嗽分为外感咳嗽和内伤咳嗽两大类。外感引起的咳嗽、咳痰大多伴有发热、头痛、恶寒等；内伤所致咳嗽常伴有脏腑功能失调的症状。治疗的常用方剂有以下几种：

方一：

【药材】麻黄、细辛各30克，桂枝50克，紫苏、艾叶各100克，甘草10克（分开）。

【功效】适用于体寒虚弱引起的咳嗽。

【用法】先把分开的甘草洗净，用开水泡上一壶茶备用。剩余中药全部加水煮，40分钟后浸泡双足30~40分钟，沐足的同时把甘草茶慢慢地喝下去。

方二：

【药材】党参15克，茯苓、白术、法半夏、陈皮各10克，炙甘草3克。

【功效】滋阴降火，清利咽喉。

【用法】将全部药材加水煮30分钟，用口鼻吸入蒸汽，不断加热，反复吸入，直至症状减轻。或者进行全身泡浴，呼吸蒸汽。

呕吐

【病因病机】呕吐是由于胃失和降、胃气上逆所致的，以饮食、痰涎等胃内之物从胃中上涌，自口而出为特征的一种病症。呕吐的病因是多方面的，且常相互影响，兼杂致病，如外邪可以伤脾，气滞可致积食，脾虚可致腹泻等。可分为三个阶段，即恶心、干呕和呕吐。治疗的常用方剂有以下几种：

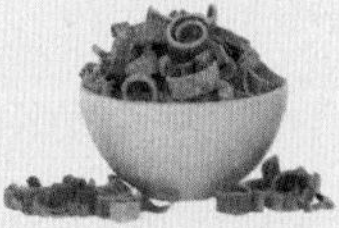

方一：

【药材】藿香、厚朴、苍术各10克，甘草、半夏各5克，陈皮6克，生姜7片，大枣2枚。

【功效】适用于呕吐不止者。

【用法】将藿香、厚朴、苍术、甘草、半夏、陈皮、生姜等全部药材一起加水煮30分钟，待水温适宜时可进行全身泡浴20分钟，每日1次。

方二：

【药材】半夏、陈皮、厚朴各10克，茯苓、生姜各15克。

【功效】化痰止呕。适用于痰湿内盛者。

【用法】将半夏、陈皮、厚朴、茯苓、生姜全部药材一起加水煮30分钟，待水温适宜时进行20分钟左右的足浴，每日1次。

腰痛

【病因病机】腰痛是以腰部一侧或两侧疼痛为主要症状的一种病症。腰痛常可放射到腿部，常伴有外感或内伤症状。治疗的常用方剂有以下几种：

方一：

【药材】吴茱萸、黑附子、肉桂、干姜、川芎、苍术、羌活、独活、威灵仙、土元、全蝎、冰片各10克，细辛6克，红花15克，皂角9克，川椒30克。

【功效】适用于风、寒、湿三气所致关节痛。

【用法】将全部药材加水煮30分钟，趁热用毛巾蘸取药汁敷在腰部，待水温适宜时，进行全身泡浴。

方二：

【药材】生麻黄、桂枝、稀莶草各50克，制川乌、木香各15克，羌活、威灵仙、海风藤各100克。

【功效】祛风除湿，活血止痛。

【用法】将生麻黄、桂枝、稀莶草、制川乌、木香、羌活、威灵仙、海风藤加水煮30分钟，趁热用毛巾蘸取药汁敷在腰部，待水温适宜时，进行全身泡浴。

方三：

【药材】生川乌、生草乌各15克，食盐5克，醋20克。

【功效】适用于寒湿型腰痛。

【用法】将生川乌、生草乌、食盐、醋一起加水煮

30分钟，趁热用毛巾蘸取药汁敷在腰部，待水温适宜时，进行全身泡浴。

方四：

【药材】肉桂、葱头各50克，吴茱萸100克，生姜150克，花椒80克。

【功效】适用于肾虚腰痛。

【用法】将肉桂、葱头、吴茱萸、生姜、花椒一起加水煮30分钟，趁热用毛巾蘸取药汁敷在腰部，待水温适宜时，进行全身泡浴。

方五：

【药材】桑寄生、当归各20克，杜仲、狗脊、川断各10克，白花蛇9克，木香各15克，延胡索、乳香、没药各12克，白酒500毫升，梧桐花9克。

【功效】适用于外伤性腰痛、腰肌劳损及风寒湿痹所致的腰痛。

【用法】将全部药材加水煮30分钟，趁热用毛巾蘸取药汁敷在腰部，待水温适宜时，进行全身泡浴。

方六：

【药材】广木香、川椒、大茴香（炒）、补骨脂、升麻、肉桂各30克，黑附子、生姜各15克。

【功效】适用于寒湿型腰痛。

【用法】将全部药材加水煮30分钟，趁热用毛巾蘸取药汁敷在腰部，待水温适宜时，进行全身泡浴。

腹泻

【病因病机】腹泻一般是指每天大便次数增加或排便次数频繁，粪便稀薄或含有黏液脓血，或者还含有不消化的食物等。一般将腹泻分为急性腹泻与慢性腹泻两类，前者是指腹泻呈急性发病，历时短暂，而后者一般是指腹泻超过2个月者。中医学认为，腹泻由脾胃功能失调，以及外感毒邪，饮食内伤，脾胃虚寒，肾阳虚不能助脾胃运化等导致。治疗的常用方剂有以下几种：

方一：

【药材】党参、茯苓、白术、甘草各15克，半夏、陈皮、生姜各10克，大枣4枚。

【功效】健脾止泻。适用于脾胃虚弱，消化不良，腹痛便溏。

【用法】将党参、茯苓、白术、甘草、半夏、陈皮、生姜一起加水煮30分钟，待水温适宜时进行全身泡浴。

方二：

【药材】生姜20克，梧桐叶30克。

【功效】适用于腹泻引起的肠炎、肠结核。

【用法】将生姜、梧桐叶全部药材一起加水煮，40分钟后浸泡双足30~40分钟为佳。

方三：

【药材】补骨脂15克，肉豆蔻、五味子各10克，吴茱萸 20 克。

【功效】温肾暖脾，涩肠止泻。

【用法】将补骨脂、肉豆蔻、五味子、吴茱萸全部药材一起加水煮 30 分钟，待水温适宜时进行全身泡浴。

方四：

【药材】附子、党参、白术各 15 克，干姜、甘草各 20 克。

【功效】温中健脾。适用于脾胃虚寒，脘腹冷痛，呕吐泄泻。

【用法】将附子、党参、白术、干姜、甘草全部药材一起加水煮，40 分钟后浸泡双足 30~40 分钟为佳。

方五：

【药材】葛根 20 克，黄芩、黄连各 15 克，炙甘草 9 克。

【功效】解肌，清热，止泻，止痢。

【用法】将葛根、黄芩、黄连、炙甘草全部药材一起加水煮 30 分钟，待水温适宜时进行全身泡浴。

方六：

【药材】生姜 10 克，车前草、高粱壳各 50 克。

【功效】适用于脾胃虚弱引起的腹泻。

【用法】将生姜、车前草、高粱壳全部药材一起加水煮，40 分钟后浸泡双足 30~40 分钟为佳。

腹痛

【病因病机】腹痛是指由于各种原因引起的腹腔内外脏器的病变所致的疼痛。腹痛可分为急性与慢性两类。腹痛病因极为复杂，包括炎症、肿瘤、出血、梗阻、穿孔、创伤及功能障碍等。腹痛多由腹内组织或器官受到某种强烈刺激或损伤所致，也可由胸部疾病及全身性疾病所致。根据疼痛性质又分为内脏性腹痛，体神经性腹痛，牵扯痛。治疗的常用方剂有以下几种：

方一：

【药材】吴茱萸、杜仲、蛇床子、五味子、陈皮各50克，木香、丁香各25克。

【功效】适用于虚冷、脐腹疼痛。

【用法】将吴茱萸、杜仲、蛇床子、五味子、陈皮、木香、丁香全部药材一起加水煮30分钟，趁热熏洗腹部，待水温适宜时进行全身泡浴。

方二：

【药材】莱菔子120克，生姜60克，葱150克（连须根），白酒1杯。

【功效】适用于气滞腹痛，虚寒腹痛。

【用法】将莱菔子、生姜、葱、白酒全部加水煮30分钟，趁热熏洗腹部，待水温适宜时进行全身泡浴。

便秘

【病因病机】便秘是指排便频率减少（一周内大便次数少于2～3次，或者2～3天才大便1次），粪便量少且干结时称为便秘。便秘的主要表现是大便次数减少，间隔时间延长，粪质干燥，排出困难，可伴有腹胀，腹痛，食欲减退，嗳气反胃等症状。饮食量少且精细，进食粗纤维食物少，作息不规律，生活压力大，肠道发生病变，内分泌紊乱等，都会引起便秘。治疗的常用方剂有以下几种：

方一：

【药材】艾叶500克，麻黄50克。

【功效】泻火通便。

【用法】将艾叶、麻黄全部药材一起加水煮30分钟，倒入盆中，坐浴，药液须过肚脐，每次20分钟。并可用药渣热敷肚脐及脐周。每日1～2次。

方二：

【药材】厚朴15克，藿香、苏子各12克，大黄5克。

【功效】泻火通便。

【用法】将厚朴、藿香、苏子、大黄全部药材一起加水煮30分钟，倒入盆中，坐浴，药液须没过肚脐，每次20分钟。并可用药渣热敷肚脐及脐周。每日1～2次。

痢疾

【病因病机】痢疾是指因感染痢疾杆菌引起的，有传染性，以腹痛、腹泻、里急后重感、大便下脓血、发热、甚至出现全身中毒症状为主要表现的疾病。多发于夏秋季节，冬春两季也可见到。治疗的常用方剂有以下几种：

方一：

【药材】乌梅 350 克。

【功效】适用于噤口痢、休息痢。

【用法】将乌梅加水煮 30 分钟，趁热熏洗肛门处，待药液温度适宜时，用药液冲洗肛门。每日 1 次，5 日为 1 个疗程。

方二：

【药材】黄芪、防风、枳壳各 50 克。

【功效】适用于虚寒痢、寒湿痢。

【用法】将黄芪、防风、枳壳全部药材一起加水煮 30 分钟，趁热熏洗肛门处，待药液温度适宜时，用药液冲洗肛门。每日 1 次，连用 3 ~ 5 天即可见效。

方三：

【药材】吴茱萸 50 克。

【功效】适用于湿热型痢疾。

【用法】将吴茱萸加水煮 30 分钟，待水温适宜时进行全身泡浴，每日 2 次。

胃痛

【病因病机】胃痛又称“胃脘痛”，由于脾胃受损，气血不调所引起胃脘部疼痛的一种病症。胃痛发生的常见原因有寒邪客胃、饮食伤胃、肝气犯胃和脾胃虚弱等。治疗的常用方剂有以下几种：

方一：

【药材】鲜姜30克，香附15克。

【功效】适用于阴虚胃痛。

【用法】将鲜姜、香附全部药材一起加水煮30分钟，趁热用毛巾蘸取药汁擦洗胃脘部，每次15分钟，每日2次。

方二：

【药材】干姜、肉桂各30克，香附、良姜各50克。

【功效】适用于寒凝、气滞和脾胃虚寒型胃痛。

【用法】将干姜、肉桂、香附、良姜全部药材一起加水煮，40分钟后浸泡双足30~40分钟，每日2次。

方三：

【药材】艾叶200克。

【功效】适用于寒凝气滞引起的胃脘冷痛、呕吐清水痰涎、畏寒喜暖。

【用法】将全部药材加水煮30分钟，趁热用毛巾蘸取药汁擦洗胃脘部，每次15分钟，每日2次。

哮喘

【病因病机】哮喘的全称是支气管哮喘，属于一种慢性气道炎症性疾病，可能为变态反应、慢性炎症、遗传、呼吸道病毒感染所致。哮喘患者的常见症状是发作性的喘息、气急、胸闷或咳嗽等症状，少数患者还可能以胸痛为主要表现。哮喘发病的危险因素包括宿主因素（遗传因素）和环境因素两个方面。治疗的常用方剂有以下几种：

方一：

【药材】麻黄、制附子、细辛各10克，川椒目20克。

【功效】适用于哮喘。

【用法】将麻黄、制附子、细辛、川椒目全部药材一起加水煮，40分钟后浸泡双足30~40分钟。

方二：

【药材】党参20克，白茯苓、陈皮、炙甘草、炙黄芪、麦门冬、熟地、枸杞子各25克，北杜仲、当归、川牛膝各15克，乌枣5枚。

【功效】适用于哮喘慢性期（哮喘缓解期）。

【用法】将党参、白茯苓、陈皮、炙甘草、炙黄芪、麦门冬、熟地、枸杞子、北杜仲、当归、川牛膝、乌枣全部药材加水煮，40分钟后浸泡双足30~40分钟。

方三：

【药材】麻黄、半夏、杏仁各20克，桂枝、甘草各10克，细辛6克，辛夷15克，生姜4片。

【功效】适用于哮喘急性期（哮喘发作期）。

【用法】将麻黄、半夏、杏仁、桂枝、甘草、细辛等全部药材加水煮，40分钟后浸泡双足30~40分钟。

方四：

【药材】麻黄、白芍、半夏各20克，桂枝10克，细辛、甘草各6克，五味子12克，生姜4片。

【功效】温肺平喘。适用于寒性哮喘发作。

【用法】将全部药材加水煮30分钟，趁热用毛巾蘸取药液敷于前胸和后背部，每次15分钟，每日3次。

方五：

【药材】胡椒子7粒，桃仁10粒，杏仁5粒，栀子仁10克。

【功效】止咳祛痰平喘。适用于哮喘久咳痰多者。

【用法】将胡椒子、桃仁、杏仁、栀子仁全部药材一起加水煮，40分钟后浸泡双足30~40分钟，每日2次。

方六：

【药材】鱼腥草50克，紫苏子30克，五味子20克，地龙25克，沉香10克，鸡蛋1个。

【功效】清肺平喘。适用于痰热型哮喘的治疗。

【用法】将全部药材加水煮30分钟，取出鸡蛋食用，以药液药浴双足，每晚1次，10次为1个疗程。

失眠

【病因病机】失眠是因无法入睡或无法保持睡眠状态，导致睡眠不足。主要表现为睡眠时间、深度的不足以致不能消除疲劳、恢复体力与精力。轻者入睡困难，或寐而不酣，时寐时醒，或醒后不能再寐，重者彻夜不寐。治疗原则应在补虚泻实，调整脏腑气血阴阳的基础上辅以安神定志。药浴是治疗失眠的一种非常特殊的疗法，可以安神益气。常用方剂有以下几种：

方一：

【药材】磁石、生地、夜交藤、酸枣仁、柏子仁各30克，菊花、黄芩各15克，合欢皮、当归各20克。

【功效】适用于失眠不寐。

【用法】全部药材加水煮，40分钟后浸泡双足30~40分钟；或者进行全身泡浴。

方二：

【药材】党参15克，去心麦冬9克，五味子6克，夜交藤、龙齿各30克。

【功效】适用于失眠不寐。

【用法】将党参、去心麦冬、五味子、夜交藤、龙齿全部药材加水煮，40分钟后浸泡双足30~40分钟；或者进行全身泡浴。

方三：

【药材】磁石、酸枣仁、柏子仁各30克，朱砂10克，当归、知母各20克。

【功效】适用于失眠不寐。

【用法】全部药材加水煮，40分钟后浸泡双足半小时。

方四：

【药材】柴胡、木香各9克，白芍、丹参各12克，檀香、五味子各6克，玉竹、熟枣仁各20克，夜交藤、生龙骨、牡蛎各30克。

【功效】适用于肝气不舒、心神失养所致失眠。

【用法】将柴胡、木香各9克，白芍、丹参等药材加水煮，40分钟后浸泡双足30~40分钟。

方五：

【药材】茯苓15克，茯神、石菖蒲各12克，远志、人参各10克，龙齿6克。

【功效】适用于心胆气虚所致的失眠。

【用法】将全部药材加水煮，40分钟后浸泡双足30~40分钟；或者进行全身泡浴。

方六：

【药材】夏枯草30克，桑枝、桂枝、白芍各20克。

【功效】适用于失眠不寐。

【用法】将夏枯草、桑枝、桂枝、白芍全部药材一起加水煮，40分钟后浸泡双足30~40分钟。

水肿

【病因病机】水肿是指血管外的组织间隙中有过多的体液积聚，为临床常见病症之一。治疗的常用方剂有以下几种：

方一：

【药材】麻黄、车前子各33克，石膏、白茅根各66克，甘草5克，生大黄16克。

【功效】清热宣肺，通腑利尿。适用于阳水。(所谓阳水，是指外邪犯肺，致肺气不宜，不能通调水道，以水溢肌肤而为恶风水肿的“风水”。)

【用法】将全部药材加水煮30分钟，待药汤温度为40℃时浴身，令汗出。每天1次，每次30分钟左右。

方二：

【药材】连翘、杏仁各9克，赤小豆30克，大枣12枚，桑白皮10克，生姜、甘草、麻黄各6克。

【功效】祛风，清热，利湿，解毒。适用于湿热蕴结所致之水肿。

【用法】将连翘、杏仁、赤小豆、大枣、桑白皮、生姜、甘草、麻黄全部药材加水煮30分钟，待药汤温度为40℃时浴身，令汗出。每天1次，每次30分钟左右。

方三：

【药材】枳壳、陈皮各7克，厚朴、大腹皮各5克，白芥子、莱菔子各 4 克，泽泻、茯苓连皮各 10 克。

【功效】理气宽中，消食导滞。适用于通身肿胀。

【用法】将全部药材加水煮 30 分钟，待药汤温度为 40℃时浴身，令汗出。每天 1 次，每次 30 分钟左右。

方四：

【药材】茯苓皮 50 克，猪苓 16 克，白术、苍术、泽泻各 12 克，大腹皮 20 克。

【功效】健脾利水。适用于全身水肿以四肢较重，且皮肤有光泽，手按肿处凹陷易起。

【用法】将全部药材加水煮 30 分钟，待药汤温度为 40℃时浴身，令汗出。每天 1 次，每次 30 分钟左右。

方五：

【药材】附子、芍药各 12 克，白术 21 克，茯苓 32 克，肉桂 4 克，大腹皮 16 克。

【功效】温肾利水。适用于全身水肿。

【用法】将全部药材加水煮 30 分钟，待药汤温度为 40℃时浴身，令汗出。每天 1 次，每次 30 分钟左右。

方六：

【药材】黄芪 15 克，白术、防风各 10 克，甘草 9 克。

【功效】健脾利水。

【用法】将黄芪、白术、防风、甘草全部药材一起加水煮 30 分钟，待药汤温度为 40℃时浴身，令汗出。每天 1 次，每次 30 分钟左右。

痛风

【病因病机】痛风是由单钠尿酸盐沉积所致的晶体相关性关节病，与嘌呤代谢紊乱和（或）尿酸排泄减少所致的高尿酸血症直接相关，特指急性特征性关节炎和慢性痛风石疾病，主要包括急性发作性关节炎、痛风石形成、痛风石性慢性关节炎、尿酸盐肾病和尿酸性尿路结石，重者可出现关节残疾和肾功能不全。治疗的常用方剂有以下几种：

方一：

【药材】薏苡仁 50 克，百合 35 克，芦根 25 克。
【功效】适用于痛风。
【用法】将薏苡仁、百合、芦根全部药材一起加水煮 30 分钟，待水温适宜时进行全身泡浴。

方二：

【药材】红花、白芷、防风各 15 克，威灵仙 10 克。
【功效】适用于痛风。
【用法】将红花、白芷、防风、威灵仙全部药材一起加水煮 30 分钟，趁热洗浴患处。

方三：

【药材】黄柏、威灵仙、陈皮、羌活各 6 克，苍术、甘草各 10 克，芍药 3 克。
【功效】适用于痛风。

【用法】将黄柏、威灵仙、陈皮、羌活、苍术、甘草、芍药全部药材一起加水煮30分钟，趁热洗浴患处。

方四：

【药材】桑枝、槐枝、椿树枝、桃枝、柳枝各30克。

【功效】适用于痛风。

【用法】将桑枝、槐枝、椿树枝、桃枝、柳枝全部药材一起加水煮30分钟，趁热洗浴患处。

方五：

【药材】马钱子、生半夏、艾叶各20克，红花15克，王不留行40克，大黄、海桐皮各30克，葱须3根。

【功效】适用于痛风。

【用法】将马钱子、生半夏、艾叶、红花、王不留行、大黄、海桐皮、葱须全部药材一起加水煮30分钟，趁热洗浴患处。

方六：

【药材】党参、茯苓、白术各5克，枸杞、何首乌、厚朴、女贞子各15克。

【功效】适用于痛风。

【用法】将党参、茯苓、白术、枸杞、何首乌、厚朴、女贞子全部药材一起加水煮30分钟，趁热洗浴患处。

脑卒中

【病因病机】中医学认为，脑卒中为“中风”。“中”为打击之意，又为矢石之中；“风”善行而数变，又如暴风疾至。现代医学认为，脑卒中是由于脑部供血液受阻而迅速发展的脑功能损失。症状通常表现为：突然晕倒、不省人事、伴口角歪斜、语言不利、半身不遂。脑卒中可分为两大类：脑缺血性和脑出血性。脑缺血是由于血液供应中断，而脑出血是由于脑血管破裂或不正常的血管结构。治疗的常用方剂有以下几种：

方一：

【药材】白附子、远志、天麻、羌活、南星各10克，石菖蒲12克，全蝎15克，木香6克，甘草5克。

【功效】祛风豁痰，宣通窍络。适用于卒中后遗症而以语言不利为主者。

【用法】将全部药材加水煮30分钟，待水温适宜时进行全身泡浴；或者用50℃药液擦洗患处3～4次。

方二：

【药材】白附子15克，僵蚕、全蝎各10克。

【功效】祛风，除痰，通络。适用于卒中后遗症以口眼歪斜为主者。

【用法】将白附子、僵蚕、全蝎全部药材加水煮30分钟，待水温适宜时进行全身泡浴；或者用50℃药液擦洗患处3～4次。

肥胖

【病因病机】肥胖是体内脂肪积聚过多而导致的一种状态，通常由于食物摄入过多或机体代谢的改变而导致体内脂肪积聚过多。肥胖可引起高血压、糖尿病、冠心病、高脂血症等。根据肥胖病因的不同，肥胖可以分为单纯性肥胖和继发性肥胖两大类。单纯性肥胖无明确病因，可能与遗传、饮食和运动习惯等因素有关。继发性肥胖是指由于其他疾病所导致的肥胖。治疗的常用方剂有以下几种：

方一：

【药材】番泻叶、玄明粉各30克，香橼、山楂、厚朴各15克，黄连、大黄各10克。

【功效】健脾，助消化，减肥。

【用法】将番泻叶、玄明粉、香橼、山楂、厚朴、黄连、大黄全部药材加水煮30分钟，待水温适宜时进行全身泡浴。

方二：

【药材】桑叶、桑葚、天冬、决明子、番泻叶各10克。

【功效】清热泻火，排毒减肥。

【用法】将桑叶、桑葚、天冬、决明子、番泻叶全部药材一起加水煮30分钟，待水温适宜时进行全身泡浴。

汗证

【病因病机】汗证是由于人体阴阳失调，营卫不和，腠理不固而引起汗液外泄失常的病症。一般分为“自汗”“盗汗”两大类。自汗多属于气虚不固，治疗上宜补虚敛汗；盗汗多属于阴虚内热，治疗上宜滋阴降火。汗证的病因病机主要有营卫不和、肺气虚弱、肺胃热盛、脾胃湿热、饮食不节、阳气虚衰、中阳不固等。治疗的常用方剂有以下几种：

方一：

【药材】桂枝、芍药、生姜各9克，炙甘草6克，大枣12枚。

【功效】适用于自汗和多汗，能使营卫调和、阴阳调节。

【用法】将桂枝、芍药、生姜、炙甘草、大枣全部药材一起加水煮，40分钟后浸泡双足30~40分钟。

方二：

【药材】人参6克，大枣6枚，半夏、白术各9克，牡蛎12克，五味子10克，麻黄根5克。

【功效】适用于心血不足所致的盗汗，特点是睡则汗出、醒则汗止。

【用法】将人参、大枣、半夏、白术、牡蛎、五味子、麻黄根全部药材一起加水煮30分钟，待水温适宜时进行全身泡浴。

淋证

【病因病机】淋证是因肾、膀胱气化失司，水道不利而致的以小便频数，淋漓不尽，尿道涩痛，小腹拘急，痛引腰腹为主要临床表现的一类病症。其病因为膀胱湿热，脾肾亏虚，肝郁气滞，病机主要是湿热蕴结下焦，导致膀胱气化不利。治疗的常用方剂有以下几种：

方一：

【药材】丹参24克，赤白芍12克，炒川楝、延胡索、芒硝、生大黄各9克，海金沙15克，金钱草100克，木通9克。

【功效】活血行气，利湿消石。适用于砂石淋。

【用法】将丹参、赤白芍、炒川楝、延胡索、芒硝、生大黄、海金沙、金钱草、木通全部药材加水煮30分钟，趁热熏洗腹部，待水温适宜时进行全身泡浴。

方二：

【药材】车前子、木通各12克，柴胡30克，黄柏16克，五味子12克。

【功效】清热，利湿，通淋。适用于热淋患者。

【用法】将车前子、木通、柴胡、黄柏、五味子全部药材一起加水煮30分钟，待水温适宜时进行全身泡浴。

方三：

【药材】血余炭10克，地骨皮、车前子各20克，五灵脂5克。

【功效】适用于小便热涩刺痛者。

【用法】将血余炭、地骨皮、车前子、五灵脂全部药材一起加水煮30分钟，趁热熏洗腹部，待水温适宜时进行全身泡浴。

方四：

【药材】白茅根、车前草、马齿苋各100克。

【功效】适用于热淋，小便频数、尿色黄、灼热刺痛等症状。

【用法】将白茅根、车前草、马齿苋全部药材加水煮30分钟，趁热熏洗腹部，待水温适宜时进行全身泡浴。

方五：

【药材】地榆250克。

【功效】适用于石淋。

【用法】将全部药材加水煮30分钟，趁热熏洗腹部，待水温适宜时进行全身泡浴。

方六：

【药材】车前草、鱼腥草、白花蛇舌草、益母草、茜草各15克。

【功效】清热利湿，凉血解毒。

【用法】将车前草、鱼腥草、白花蛇舌草、益母草、茜草全部药材加水煮30分钟，趁热熏洗腹部，待水温适宜时进行全身泡浴。

血证

【病因病机】血证表现为：血液或从口、鼻，或从尿道、肛门，或从肌肤而外溢。根据其病因、病位的不同，而表现为鼻出血、牙龈出血、咯血、吐血、便血、尿血、紫癜等。治疗的常用方剂有以下几种：

方一：

【药材】蒲黄、车前草各150克，旱莲草600克。

【功效】适用于热伤血络所致的尿血。

【用法】将蒲黄、车前草、旱莲草全部药材加水煮30分钟，趁热熏洗腹部，待水温适宜时进行全身泡浴。

方二：

【药材】生地、丹皮、白芍、黄芩、黄柏各20克，栀子15克，水牛角10克，生甘草9克。

【功效】清热凉血，止血化斑。适用于血证。

【用法】将生地、丹皮、白芍、黄芩、黄柏、栀子、水牛角、生甘草全部药材加水煮30分钟，待水温适宜时进行全身泡浴。

方三：

【药材】广郁金100克。

【功效】适用于咯血。

【用法】将药材加水煮30分钟，以丝棉蘸汁擦洗背部，每日2次，每次10分钟。

痫病

【病因病机】痫病是一种反复发作神志异常的病症，俗称“羊痫风”“羊角风”。临床以突然意识丧失，不省人事，强直抽搐，口吐涎沫，两目上视或口中怪叫等为主要特征。发作前可伴眩晕、胸闷等先兆，发作后常有疲倦乏力等症状。发病原因和先天性疾病、感染、中毒（铅、汞、一氧化碳等）、颅内肿瘤等有关。作息不规律、饮酒、饥饿、疲劳等都能导致癫痫发作。治疗的常用方剂有以下几种：

方一：

【药材】人参、茯苓、半夏各15克，白术、白芍各25克，甘草、附子、陈皮、菖蒲各5克。

【功效】适用于痫病引发的各种病症。

【用法】将人参、茯苓、半夏、白术、白芍、甘草、附子、陈皮、菖蒲全部药材加水煮30分钟，待水温适宜时进行全身泡浴。

方二：

【药材】茯苓、龙骨、牡蛎、钩藤各30克，党参、僵蚕各15克，白术、石菖蒲、胆星各12克，法半夏、陈皮、远志、竹茹各10克，甘草6克。

【功效】适用于痫病引发的各种病症。

【用法】将全部药材加水煮30分钟，待水温适宜时进行全身泡浴。

面瘫

【病因病机】面瘫，是指面部肌肉瘫痪，由面神经受损而引起的病症。治疗的常用方剂有以下几种：

方一：

【药材】蔓荆子、黄芪各6克，炙甘草9克。

【功效】适用于各种面瘫。

【用法】将全部药材煮30分钟，将头部对准盆口进行熏洗，持续小火加热，保持水温，每次10分钟左右，每天熏洗2～3次。

方二：

【药材】白芍、天冬各10克，玄参、龙骨、牡蛎各9克，皂角枝30克，代赭石20克，牛膝15克。

【功效】适用于面瘫。

【用法】将全部药材煮30分钟，将头部对准盆口进行熏洗，持续小火加热，保持水温，每次10分钟左右，每天熏洗2～3次。

方三：

【药材】鲜杨树皮100克。

【功效】适用于各种面瘫。

【用法】将鲜杨树皮煮30分钟，将头部对准盆口进行熏洗，持续小火加热，保持水温，每次10分钟左右，每天熏洗2～3次。

痿证

【病因病机】古人称痿证为“痿躄”。现代医学认为，痿证是一种肢体筋脉弛缓、软弱无力，严重者手不能握物，足不能任身，日久渐至肌肉萎缩而不能随意运动的一类病症。痿证主要为脏气内伤，肢体失养所致，其病虚多实少，热多寒少。治疗的常用方剂有以下几种：

方一：

【药材】太子参30克，麦冬、枇杷叶、桑白皮、北杏仁各12克，石膏20克，玉竹15克，火麻仁25克，甘草6克。

【功效】清热润燥，养肺生津。适用于肢体软弱无力，心烦口渴，咳呛咽干。

【用法】将全部药材加水煮30分钟，待水温适宜时进行全身泡浴。

方二：

【药材】熟地黄、杜仲、枸杞子、黄精各15克，龟板20克，锁阳、当归、白芍、牛膝各12克，黄柏、知母各6克。

【功效】补益肝肾，滋阴清热。适用于下肢瘫软无力，腰脊酸软。

【用法】将全部药材加水煮30分钟，待水温适宜时进行全身泡浴。

痹证

【病因病机】痹证是由风、寒、湿、热等引起的以肢体关节及肌肉酸痛、麻木、重着、屈伸不利，甚或关节肿大灼热等为主症的一类病症。风湿热(风湿性关节炎)、类风湿性关节炎、骨性关节炎等都属于痹证的范围。中医认为，发病原因是风寒湿中导致寒邪偏胜，使得气血凝滞不通所致。药浴可以驱寒，活血，扩张血管，对痹证的治疗有着非常好的效果。常用方剂有以下几种：

方一：

【药材】当归25克，苍术、黄柏、黄芩、知母、防风、羌活、泽泻、茵陈、苦参、猪苓各15克，甘草10克。

【功效】清热利湿，疏经通络。

【用法】将全部药材加水煮30分钟，趁热熏洗患处，待水温适宜时进行全身泡浴。

方二：

【药材】牛膝、地龙、羌活、秦艽、桃仁、香附、当归、苍术、黄柏、红花各15克，川芎10克，黄芪20克。

【功效】养血通络，祛风除湿。

【用法】将全部药材加水煮30分钟，趁热熏洗患处，待水温适宜时进行全身泡浴。

遗精

【病因病机】遗精是一种生理现象，是指不因性交而精液自行泄出，有生理性与病理性的不同。如果遗精次数较多，同时又出现头昏、耳鸣、腰酸、精神疲倦等症状者，则需治疗。治疗的常用方剂有以下几种：

方一：

【药材】仙鹤草 30 克，黄芩、丹皮各 9 克。

【功效】适用于遗精。

【用法】将仙鹤草、黄芩、丹皮全部药材加水煮 30 分钟，趁热熏洗会阴部及阴茎、阴囊，待水温适宜时进行全身泡浴。

方二：

【药材】艾叶 250 克。

【功效】适用于肾虚所致的遗精、早泄等症。

【用法】将全部药材加水煮 30 分钟，待水温适宜时进行全身泡浴。

方三：

【药材】黄连、肉桂各 6 克，知母、黄柏、五倍子、菟丝子各 12 克，仙鹤草、煅牡蛎、煅龙骨各 30 克。

【功效】适用于遗精。

【用法】将全部药材加水煮 30 分钟，趁热熏洗会阴部及阴茎、阴囊，待水温适宜时进行全身泡浴。

尿血

【病因病机】古代又称尿血为“溺血”，是指小便中混有血液，或伴有血块夹杂而下，多无疼痛之苦，所谓“痛为血淋，不痛为尿血”。主要由于火热熏灼、肾及膀胱脉络受损，血溢脉外，随尿而出。少数亦由脾肾不固或气滞血瘀，血渗于脬所致者。治疗的常用方剂有以下几种：

方一：

【药材】车前草10克，旱莲草、小蓟各15克。

【功效】清凉止血。适用于小便下血，尿道灼热，两胁下胀刺痛等。

【用法】将车前草、旱莲草、小蓟加水煮30分钟，趁热熏洗会阴部，用热毛巾蘸取药液敷于小腹，待水温适宜时进行坐浴。

方二：

【药材】当归头10克，生地、黑豆、煅牡蛎各15克。

【功效】补气养血。适用于尿血，头昏眼花，精神疲倦，腰背酸痛，四肢无力。

【用法】将全部药材加水煮30分钟，趁热熏洗会阴部，用热毛巾蘸取药液敷于小腹，待水温适宜时进行全身泡浴。

心肌炎

【病因病机】心肌炎是心肌发生的局限或弥漫性炎症，可原发于心肌，也可为全身性疾病的一部分。中医学认为，心肌炎归属于“心悸”“怔忡”之范畴。心肌炎病因有感染、理化因素、药物等，最常见的是病毒性心肌炎，其中又以肠道病毒，尤其是柯萨奇B病毒感染最多见。治疗的常用方剂有以下几种：

方一：

【药材】党参、黄芪、炒白术、当归、茯苓、茯神各10克，远志、薤白、桂枝、炙甘草各6克。

【功效】适用于心脾两虚，阳气亏虚型病毒性心肌炎。

【用法】将党参、黄芪、炒白术、当归、茯苓、茯神、远志、薤白、桂枝、炙甘草加水煮30分钟，待水温适宜时进行全身泡浴。

方二：

【药材】红参3克，肉桂4.5克，玉竹、山楂各12克，黄精10克，炒枣仁15克，炙甘草6克。

【功效】扶阳救逆，益气养阴，活血安神。适用于阴阳两虚，病毒性心肌炎慢性期。

【用法】将全部药材加水煮30分钟，待水温适宜时进行全身泡浴。

黄疸

【病因病机】黄疸又称“黄胆”，俗称“黄病”，以目黄、身黄、小便赤黄为主要特征。患者可以表现出食欲减退、恶心、疲乏无力、尿黄如茶、肝区疼痛、发热，少数重型肝炎病例可见腹胀、少尿、出血倾向等症状。中医学认为，本病主要因感受湿热、疠疫、饮食失当，或者脾胃虚弱，劳倦过度，气血亏虚所引起。又分为阳黄、阴黄两类。阳黄病机为湿热阻滞，阴黄病机为脾阳虚衰，寒湿内盛。治疗的常用方剂有以下几种：

方一：

【药材】茵陈30克，茯苓、泽泻各15克，猪苓、白术各9克，川金钱草60克，藿香9克。

【功效】利湿退黄。适用于身面俱黄，但湿邪较重者。

【用法】将全部药材加水煮30分钟，待水温适合时坐浴或者进行全身泡浴，每日1次，每次30分钟左右。

方二：

【药材】茵陈、熟薏苡仁各30克，干姜6克，熟附片、白术、焦三仙各9克，茯苓、泽泻各11克。

【功效】温化寒湿。适用于阴黄。

【用法】将全部药材加水煮30分钟，待水温适合时坐浴或者进行全身泡浴，每日1次，每次30分钟左右。

外科和皮肤科疾病药浴法

药浴作用是指药物作用于全身肌表、局部、患处，并经吸收，循行经络血脉，内达脏腑，由表及里，因而产生效应。药浴对于一些外科及皮肤科疾病有着很好的治疗效果。药浴可起到疏通经络、活血化瘀、祛风散寒、清热解毒、消肿止痛、调整阴阳、协调脏腑、通行气血、濡养全身等养生功效。现代药理也证实，药浴后能提高血液中某些免疫球蛋白的含量，增强肌肤的弹性和活力。

颈椎病

【病因病机】颈椎病是由于颈椎间盘退行性病变、颈椎骨质增生所引起的一系列临床症状的综合征，是脊椎病的一种。临床常表现为颈、肩臂、肩胛、背部及胸前区疼痛，臂手麻木，肌肉萎缩，甚至四肢瘫痪。主要与不良姿势，长期处在寒冷、潮湿的环境里，或者慢性劳损有关。治疗的常用方剂有以下几种：

方一：

【药材】伸筋草、五加皮、制乳香、制没药各12克，秦艽、当归、红花、土鳖虫、路路通、骨碎补、桑枝、桂枝、川乌各9克。

【功效】活血化瘀，舒筋活络，温经止痛。

【用法】将全部药材加水煮30分钟，趁热用毛巾蘸取药汁敷在颈椎处，待水温适宜时，进行全身泡浴。

方二：

【药材】陈醋500毫升，川椒、生山楂、五味子各25克，赤芍、红花各15克，生川乌、生草乌、甘遂、芫花各10克，透骨草、苍术各20克。

【功效】软坚散结，祛瘀止痛，舒筋活络，除湿散寒。

【用法】将全部药材加水煮30分钟，趁热用毛巾蘸取药汁敷在颈椎处，待水温适宜时，进行全身泡浴。

前列腺炎

【病因病机】前列腺炎指发生于前列腺组织的炎症。临床表现为：会阴、生殖器疼痛不适；尿道症状为排尿时有烧灼感、尿急、尿频、排尿疼痛，可伴有排尿终末血尿或尿道脓性分泌物；急性感染可伴有恶寒、发热、乏力等全身症状。前列腺炎是多种复杂原因和诱因引起的。治疗的常用方剂有以下几种：

方一：

【药材】红花 9 克，银花 15 克，蒲公英、车前草各 30 克，粉萆薢 10 克。

【功效】适用于前列腺炎。

【用法】将全部药材加水煮 30 分钟，趁热清洗阴部，待水温适宜时坐浴，每天 1 次，1 周为 1 个疗程。

方二：

【药材】黄柏、野菊花、鱼腥草、紫草、白花蛇舌草各 15 克，丹参、赤芍各 10 克。

【功效】清热利湿，活血化瘀。适用于前列腺炎。

【用法】将全部药材加水煮 30 分钟，趁热清洗阴部，待水温适宜时坐浴，每天 1 次，1 周为 1 个疗程。

方三：

【药材】野菊花、苦参、马齿苋、败酱草各 30 克，延胡索 15 克，当归 12 克，槟榔 10 克。

【功效】清热燥湿，活血解毒。适用于前列腺炎。

【用法】将野菊花、苦参、马齿苋、败酱草、延胡索、当归、槟榔全部药材加水煮30分钟，趁热清洗阴部，待水温适宜时进行坐浴，每天1次，1周为1个疗程。

方四：

【药材】丹参、泽兰、乳香、赤芍、王不留行、川楝子各9克，桃仁6克，败酱草15克，蒲公英30克。

【功效】适用于慢性前列腺炎。

【用法】将全部药材加水煮30分钟，趁热清洗阴部，待水温适宜时进行坐浴，每天1次，1周为1个疗程。

方五：

【药材】丹参、泽兰、乳香、赤芍、王不留行、川楝子各9克，桃仁6克，败酱草15克，蒲公英30克。

【功效】适用于慢性前列腺炎。

【用法】将全部药材加水煮30分钟，趁热清洗阴部，待水温适宜时进行坐浴，每天1次，1周为1个疗程。

方六：

【药材】金银花60克，野菊花30克，生甘草20克。

【功效】适用于前列腺炎。

【用法】将金银花、野菊花、生甘草全部药材加水煮30分钟，趁热清洗阴部，待水温适宜时进行坐浴，每天1次，1周为1个疗程。

阴囊肿胀

【病因病机】阴囊肿胀是指阴囊皮肤及其内含物（鞘膜睾丸、附睾和精索）有病变，或腹腔内容物（腹水，内脏）等下降进入阴囊，致使阴囊体积增大。按照引起阴囊肿大的病变可分为三大类：阴囊壁病变、阴囊内含物的病变、腹腔内容物进入阴囊。治疗的常用方剂有以下几种：

方一：

【药材】橘核、木香、枳实、厚朴、川楝子、桃仁、延胡索各10克，木通6克，生地、玄参、菊花、蒲公英、昆布、海藻各15克，鹿含草30克。

【功效】行气活血，散结。

【用法】将全部药材加水煮30分钟，趁热清洗阴部，待水温适宜时进行坐浴，每天1次，1周为1个疗程。

方二：

【药材】柴胡、当归、桃仁、穿山甲各10克，红花、大黄各8克，天花粉15克，蒲公英、金银花各20克。

【功效】活血化瘀，止痛。

【用法】将全部药材加水煮30分钟，趁热清洗阴部，待水温适宜时进行坐浴，每天1次，1周为1个疗程。

尿路结石

【病因病机】尿路结石症是泌尿系统各部位结石病的总称，是泌尿系统的常见病。治疗的常用方剂有以下几种：

方一：

【药材】玉米须、金钱草各50克，海金沙30克，车前草60克。

【功效】适用于尿路结石。

【用法】将玉米须、金钱草、海金沙、车前草全部药材加水煮30分钟，趁热熏洗腹部和生殖器，待水温适宜时进行坐浴15分钟。

方二：

【药材】地榆100克，玉米须50克。

【功效】适用于尿路结石。

【用法】将地榆、玉米须全部药材加水煮30分钟，趁热熏洗腹部和生殖器，待水温适宜时进行坐浴15分钟。

方三：

【药材】玉米须30克，白茅根120克。

【功效】清热，利尿，排石。

【用法】将玉米须、白茅根全部药材加水煮30分钟，趁热熏洗腹部和生殖器，待水温适宜时进行坐浴15分钟。

直肠息肉

【病因病机】直肠息肉泛指直肠黏膜表面向肠腔突出的隆起性病变，包括腺瘤（其中有绒毛状腺瘤）、儿童型息肉、炎症息肉及息肉病等。直肠息肉的临床表现为便血，直肠下端的带蒂息肉排便时可脱出肛门外，息肉并发溃疡感染时，可有黏液和血便。治疗的常用方剂有以下几种：

方一：

【药材】党参、黄芪、赤芍、桃仁、白芍、莪术、黄药子、枳壳、甘草各9克，薏苡仁60克（先煎）。

【功效】适用于直肠息肉。

【用法】将全部药材加水煮30分钟，趁热熏洗患部，待水温适宜时进行坐浴；每晚睡前将煎好的药液120毫升灌肠，2周为1个疗程。

方二：

【药材】乌梅、党参各15克，黄连5克，僵蚕10克，当归、赤芍、地榆各12克，牡蛎24克，甘草6克。

【功效】适用于多发性肠息肉。

【用法】将全部药材加水煮30分钟，趁热熏洗患部，待水温适宜时进行坐浴；每晚睡前将煎好的药液120毫升灌肠，2周为1个疗程。

肛管直肠癌

【病因病机】肛管直肠癌，中医又称为“锁肛痔”，是肠道常见的肿瘤。临床表现为排便困难、粪少便闭、伴腹痛、腹胀，粪便反常，如有血便、黏液便或脓血便。该病发生的原因不十分明了，不过多认为可能与食物或遗传有关。比如肉类、蛋白质、脂肪的摄取量过高。治疗的常用方剂有以下几种：

方一：

【药材】青蒿、鲜野葡萄根、地榆各60克，鲜白花蛇舌草30克。

【功效】适用于肛管直肠癌。

【用法】将青蒿、鲜野葡萄根、地榆、鲜白花蛇舌草全部药材加水煮30分钟，趁热熏洗患部，待水温适宜时进行坐浴；每晚睡前将煎好的药液100毫升口服，2周为1个疗程。

方二：

【药材】八角金盘、生山楂各12克，石见穿、山慈姑、八月札、黄芪、鸡血藤各30克，败酱草、党参、丹参各15克，生大黄6克，枳壳10克。

【功效】适用于肛管直肠癌。

【用法】将全部药材加水煮30分钟，趁热熏洗患部，待水温适宜时进行坐浴；每晚睡前将煎好的药液100毫升口服，2周为1个疗程。

冻伤

【病因病机】冻伤是一种由寒冷所致的末梢部位局限性、炎症性皮肤病，是一种冬季常见病，以暴露部位出现充血性水肿红斑，温度增高时皮肤瘙痒为特征，严重者可能会出现患处皮肤糜烂、溃疡等现象。治疗的常用方剂有以下几种：

方一：

【药材】桂枝50克，红花、附子、荆芥、紫苏叶各20克。

【功效】祛风散寒，温经通络。适用于手足部暗红肿胀、瘙痒疼痛者。

【用法】将全部药材加水煮30分钟，趁热熏洗患处，待水温适宜时全身泡浴。每日2次，每次25分钟。

方二：

【药材】当归、木通、白藓皮、花椒各30克，桂枝、赤芍各60克，干姜150克，杜仲、刘寄奴各50克。

【功效】活血化瘀，消肿止痛。适用于无溃疡冻疮、脉管炎、动脉硬化症。

【用法】将全部药材加水煮30分钟，趁热熏洗患处，待水温适宜时全身泡浴。每日2次，每次25分钟。

方三：

【药材】甘草、芫花各15克。

【功效】消肿止痛。适用于冻疮。
【用法】将全部药材加水煮30分钟，趁热熏洗患处，待水温适宜时全身泡浴。每日2次，每次25分钟。

方四：

【药材】甘草、麦芽各12克，桂皮、艾叶各15克，花椒5克，樟脑3克。
【功效】温经散寒，通经活络。适用于冻疮初起未溃者。
【用法】将全部药材加水煮30分钟，趁热熏洗患处，待水温适宜时全身泡浴。每日2次，每次25分钟。

方五：

【药材】大枣15克，当归12克，桂枝、白芍各10克，木通3克，甘草6克。
【功效】适用于各类冻伤。
【用法】将全部药材加水煮30分钟，趁热熏洗患处，待水温适宜时全身泡浴。每日2次，每次25分钟。

方六：

【药材】桂枝30克，防风20克，白芷、川芎各12克，川椒、苍术各15克，吴茱萸10克。
【功效】温经散寒，消肿止痛。适用于冻疮。
【用法】将全部药材加水煮30分钟，趁热熏洗患处，待水温适宜时进行全身泡浴。每日2次，每次25分钟。

体臭

【病因病机】体臭通常表现为汗臭味及其他异味。一般来说易引起严重体臭的有：患有严重的消化系统疾病、严重的妇科炎症疾病、过量食用刺激性食物、个人卫生习惯不良等。治疗的常用方剂有以下几种：

方一：

【药材】艾叶、明矾各20克，食盐200克。

【功效】适用于体臭的治疗。

【用法】将全部药材加水煮30分钟，待水温适宜时进行全身泡浴；或者用50℃药液擦洗腋下3～4次。

方二：

【药材】桃叶、南瓜叶各50克。

【功效】适用于体臭的治疗。

【用法】将桃叶、南瓜叶全部药材加水煮30分钟，待水温适宜时进行全身泡浴；或者用50℃药液擦洗腋下3～4次。

方三：

【药材】芙蓉叶、藿香、青蒿各30克。

【功效】适用于体臭的治疗。

【用法】将芙蓉叶、藿香、青蒿全部药材加水煮30分钟，待水温适宜时进行全身泡浴；或者用50℃药液擦洗腋下3～4次。

烧伤

【病因病机】烧伤一般是指由热力所引起的组织损害。主要是指皮肤或黏膜的损害，严重者也可伤及其下的组织。治疗的常用方剂有以下几种：

方一：

【药材】紫草、地榆、当归各50克，冰片5克。
【功效】适用于各类烧伤。
【用法】将全部药材加水煮30分钟，待水温适宜时，用毛巾蘸取药汁敷在患处，或者进行全身泡浴。

方二：

【药材】南北沙参、生薏苡仁各20克，西洋参15克，石斛、玄参、佛手、生黄芪、生地、丹参各12克，公英、麦冬、玉竹、银花、甘草各10克。
【功效】适用于各类烧伤。
【用法】将全部药材加水煮30分钟，待水温适宜时，用毛巾蘸取药汁敷在患处，或者进行全身泡浴。

方三：

【药材】水牛角粉10克，生地、玄参、银花、黄连、丹参、麦冬、黄芩、黄柏、山栀子、甘草各15克。
【功效】适用于各类烧伤。
【用法】将全部药材加水煮30分钟，待水温适宜时，用毛巾蘸取药汁敷在患处，或者进行全身泡浴。

咽炎

【病因病机】咽炎是咽部黏膜，黏膜下组织的炎症，常为上呼吸道感染的一部分。依据病程的长短和病理改变性质的不同，分为急性咽炎和慢性咽炎两大类。临床表现为咽部不适、发干、异物感或轻度疼痛、干咳、恶心等。中医认为，咽炎的病变在于咽喉，但其病理形成与肺、肝、胃、肾有密切关系。治疗的常用方剂有以下几种：

方一：

【药材】沙参15克，生白芍12克，金银花9克，生甘草5克。

【功效】适用于咽炎。

【用法】将沙参、生白芍、银花、生甘草全部药材加水煮30分钟，趁热张口吸入蒸汽，水温适宜时，可用药液含漱咽喉、口腔。

方二：

【药材】蒲公英30克。

【功效】适用于咽喉肿痛，恶寒发热较轻者。

【用法】将全部药材加水煮30分钟，趁热张口吸入蒸汽，水温适宜时，可用药液含漱咽喉、口腔。

方三：

【药材】金银花12克，野菊花15克，赤芍药10克。

【功效】适用于咽喉肿痛，恶寒发热明显者。

【用法】将金银花、野菊花、赤芍药全部药材加水煮30分钟，趁热张口吸入蒸汽，水温适宜时，可用药液含漱咽喉、口腔。

方四：

【药材】金银花、连翘、玄参、麦冬、桔梗各10克，乌梅、甘草各6克，胖大海3枚。

【功效】适用于咽炎。

【用法】将全部药材加水煮30分钟，趁热张口吸入蒸汽，水温适宜时，可用药液含漱咽喉、口腔。

方五：

【药材】金银花15克，生甘草3克。

【功效】适用于咽炎。

【用法】将金银花、生甘草全部药材加水煮30分钟，趁热张口吸入蒸汽，水温适宜时，可用药液含漱咽喉、口腔。

方六：

【药材】甘草、桔梗、麦冬各250克，怀牛膝500克，青果100克。

【功效】适用于咽炎。

【用法】将甘草、桔梗、麦冬、怀牛膝、青果全部药材加水煮30分钟，趁热张口吸入蒸汽，水温适宜时，可用药液含漱咽喉、口腔。

口腔溃疡

【病因病机】口腔溃疡，又称为“口疮”“上火”，是发生在口腔黏膜上的表浅性溃疡，大小可从米粒至黄豆大小、成圆形或卵圆形溃疡面，周围充血，可因刺激性食物引发疼痛，一般1~2个星期可以自愈。口腔溃疡的发生是多种因素综合作用的结果，免疫、遗传和环境是引发的三个主要因素。治疗的常用方剂有以下几种：

方一：

【药材】熟地20克，白芍、当归、知母、丹皮各15克，黄精10克，川芎、黄柏各6克，炙甘草3克。

【功效】滋阴养血，清降虚火。用于治疗复发性口腔溃疡。

【用法】将全部药材加水煮30分钟，水温适宜时进行含漱，每日次数不限，每次3分钟。

方二：

【药材】生地、麦冬各15克，连翘10克，栀子9克，黄芩6克，大黄、薄荷、甘草、淡竹叶各3克。

【功效】清热解毒，消肿止痛。用于治疗复发性口腔溃疡。

【用法】将全部药材加水煮30分钟，水温适宜时进行含漱，每日次数不限，每次3分钟。

牙痛

【病因病机】牙痛是指牙齿因各种原因引起的疼痛，为口腔疾患中常见的症状之一，可见于西医学的“龋齿”“牙髓炎”“根尖周围炎”和“牙本质过敏”等。遇冷、热、酸、甜等刺激时牙痛发作或加重，属中医的牙宣、骨槽风范畴。治疗的常用方剂有以下几种：

方一：

【药材】生地、生石膏各30克，丹皮10克，青皮12克，荆芥、防风各9克。

【功效】适用于龋齿或牙龈炎齿痛、牙龈肿胀、出血等。

【用法】将生地、生石膏、丹皮、青皮、荆芥、防风全部药材加水煮30分钟，待温度适宜时含漱5分钟，每日2次。

方二：

【药材】黄连3克，黄芩、黄柏、紫地丁、蒲公英、青黛各15克。

【功效】清热解毒。适用于牙龈肿痛、出血、舌红苔腻、口渴、口臭等症。

【用法】将黄连、黄芩、黄柏、紫地丁、蒲公英、青黛全部药材加水煮30分钟，待温度适宜时含漱5分钟，每日2次。

耳鸣

【病因病机】耳鸣，是一种在没有外界声音、电刺激条件下，人耳主观感受到的声音。耳鸣是一种主观感觉，其发病机制不清楚，可能是内耳血管缺血、钙内环境稳态失衡等引起。治疗的常用方剂有以下几种：

方一：

【药材】牛膝 20 克，当归 15 克，磁石 5 克。

【功效】适用于耳鸣。

【用法】将牛膝、当归、磁石全部药材加水煮，40 分钟后浸泡双足。每日 1 次，每次 30 分钟。

方二：

【药材】苍耳子、徐长卿、茜草、防风、苏木、莪术各 50 克，薄荷、冰片各 10 克。

【功效】适用于耳鸣。

【用法】将苍耳子、徐长卿、茜草、防风、苏木、莪术、薄荷、冰片全部药材加水煮，40 分钟后浸泡双足。每日 1 次，每次 30 分钟。

方三：

【药材】葛根 25 克，天麻 9 克。

【功效】适用于耳鸣。

【用法】将葛根、天麻全部药材加水煮，40 分钟后浸泡双足。每日 1 次，每次 30 分钟。

慢性鼻炎

【病因病机】慢性鼻炎又称“慢性单纯性鼻炎”，是鼻腔黏膜和黏膜下层的慢性炎症。主要表现为鼻塞、流涕等症状；肥厚性鼻炎可表现为持续性鼻塞，单纯性鼻炎为间歇性鼻塞。治疗的常用方剂有以下几种：

方一：

【药材】葱须 20 克，薄荷 6 克，蔓荆子 15 克。

【功效】适用于急、慢性鼻炎。

【用法】将全部药材加水煮 30 分钟，趁热熏洗鼻部，每日 3 次，每次 25 分钟。或者全身泡浴，呼吸蒸汽。

方二：

【药材】菊花、栀子花各 10 克，薄荷、葱白各 3 克。

【功效】适用于急性鼻炎。

【用法】将全部药材加水煮 30 分钟，趁热熏洗鼻部，每日 3 次，每次 25 分钟。或者进行全身泡浴，呼吸蒸汽。

方三：

【药材】鹅不食草、赤芍各 20 克，艾叶、白芷、麻黄、苍耳子、辛夷、红花、当归各 15 克，细辛 6 克。

【功效】适用于慢性鼻炎。

【用法】将全部药材加水煮，40 分钟后浸泡双足。每日 1 次，每次 30 分钟。

鼻出血

【病因病机】鼻出血，学名“鼻衄”，也称“流鼻血”，是临床常见症状之一，多因鼻腔病变引起，也可由全身疾病所引起，偶有因鼻腔邻近病变出血经鼻腔流出者。轻者仅鼻涕中带血，重者可引起失血性休克或者贫血。中医认为，流鼻血是由于人的气血上逆导致的，与肺和肝等部位出现异常有着很大的关系。治疗的常用方剂有以下几种：

方一：

【药材】鲜生地、鲜侧柏叶、鲜艾叶各30克，鲜荷叶1张。

【功效】适用于鼻出血。

【用法】将鲜生地、鲜侧柏叶、鲜艾叶、鲜荷叶全部药材加水煮30分钟，趁热熏洗鼻部，每日3次，每次20分钟。

方二：

【药材】鲜墨旱莲、鲜小蓟草、鲜大青叶、鲜茜根各30克。

【功效】适用于鼻出血。

【用法】将鲜墨旱莲、鲜小蓟草、鲜大青叶、鲜茜根全部药材加水煮30分钟，趁热熏洗鼻部，每日3次，每次20分钟。

睑腺炎

【病因病机】睑腺炎又称“麦粒肿”，是眼睑腺组织的一种急性化脓性炎症。以局部红肿、疼痛，出现硬结及黄色脓点为主要临床表现。治疗的常用方剂有以下几种：

方一：

【药材】桑叶、菊花、连翘、生地各 15 克，黄连 10 克。

【功效】清热散风，消肿止痛。适用于睑腺炎。

【用法】将桑叶、菊花、连翘、生地、黄连全部药材加水煮 30 分钟，趁热熏洗眼部，然后用纱布过滤药液，待温度适宜时清洗眼部，每天早晚各 1 次。

方二：

【药材】蒲公英、金银花各 15 克，白芷、赤芍各 10 克。

【功效】清热解毒，凉血消肿。适用于睑腺炎。

【用法】将蒲公英、金银花、白芷、赤芍全部药材加水煮 30 分钟，趁热熏洗眼部，然后用纱布过滤药液，待温度适宜时清洗眼部，每天早晚各 1 次。

方三：

【药材】蒲公英 60 克，野菊花 15 克。

【功效】清热解毒。适用于睑腺炎。

【用法】将蒲公英、野菊花全部药材加水煮 30 分钟，趁热熏洗眼部，然后用纱布过滤药液，待温度适宜时清洗眼部，每天早晚各 1 次。

眼结膜炎

【病因病机】眼结膜炎，即眼结膜发炎。正常的眼睛，在眼白（巩膜）外被一层薄薄的膜盖住，这层薄膜称为“结膜”。它可产生黏液，用来盖住并润滑眼球表面。正常状态的结膜含有微小血管，发炎时这些微小的血管会变得粗大充血，眼睛痒，流泪，并且有分泌物覆盖。感染、过敏及环境因素都可引发眼结膜炎。治疗的常用方剂有以下几种：

方一：

【药材】苦参 9 克，五倍子、明矾、薄荷、荆芥穗各 3 克。

【功效】清热燥湿，祛风止痒。适用于风火赤眼（急性结膜炎）。

【用法】将苦参、五倍子、明矾、薄荷、荆芥穗全部药材加水煮 30 分钟，趁热熏洗眼部，然后用纱布过滤药液，待温度适宜时清洗眼部，每天早晚各 1 次。

方二：

【药材】甘菊、桑叶、生地、夏枯草各 9 克，薄荷 3 克，羚羊尖 4.5 克。

【功效】疏风清肝，养阴明目。适用于急性结膜炎，对眼部保健亦十分有益。

【用法】将全部药材加水煮 30 分钟，趁热熏洗眼部，然后用纱布过滤药液，待温度适宜时清洗眼部，每天早晚各1次。

方三：

【药材】甘菊花、浮萍各9克，明矾、胆矾各3克。

【功效】祛风热、收敛退赤。适用于各种急性结膜炎、睑缘炎。

【用法】将甘菊花、浮萍、明矾、胆矾全部药材加水煮30分钟，趁热熏洗眼部，然后用纱布过滤药液，待温度适宜时清洗眼部，每天早晚各1次。

方四：

【药材】当归、明矾各6克，芒硝、菊花各10克，花椒9克，川大黄15克。

【功效】清热散风，消肿止痛。适用于急慢性结膜炎、各种红眼及眼睑炎。

【用法】将全部药材加水煮30分钟，趁热熏洗眼部，然后用纱布过滤药液，待温度适宜时清洗眼部，每天早晚各1次。

方五：

【药材】陈皮、乌梅、明矾、菊花、防风、冰片各3克。

【功效】清热解毒，消肿止痛。适用于风火烂眼。

【用法】将陈皮、乌梅、明矾、菊花、防风、冰片全部药材加水煮30分钟，趁热熏洗眼部，然后用纱布过滤药液，待温度适宜时清洗眼部，每天早晚各1次。

睑缘炎

【病因病机】睑缘炎，俗称“烂眼边”，它是睑缘表面睫毛毛囊及其附近腺体的亚急性或慢性炎症，感染细菌主要为金黄色葡萄球菌。发病常与全身抵抗力下降有关。其临床表现为：眼睑痒痛、睑缘充血、有鳞屑，睫毛根部有黄色痂皮等。治疗睑缘炎首先要消除发病诱因，提高机体抵抗力，戒烟酒，忌辛辣食物，注意用眼卫生。治疗的常用方剂有以下几种：

方一：

【药材】苦参、秦皮、蛇床子各20克，蒲公英、荆芥、野菊花各15克，明矾5克。

【功效】清热解毒，杀菌止痒。适用于睑缘炎。

【用法】将全部药材加水煮30分钟，趁热熏洗眼部，然后用纱布过滤药液，待温度适宜时清洗眼部，每天早晚各1次。

方二：

【药材】苦参、黄柏、野菊花、大黄各30克，黄连20克，防风、皮硝（芒硝）各15克。

【功效】清热、解毒、祛湿。适用于眼睑湿疹、赤烂并有黏液黄水渗出者。

【用法】将全部药材加水煮30分钟，趁热熏洗眼部，然后用纱布过滤药液，待温度适宜时清洗眼部，每天早晚各1次。

方三：

【药材】黄柏1克，防风、杏仁各6克。

【功效】祛风退翳，去腐敛疮。适用于风眩赤眼。

【用法】将全部药材加水煮30分钟，然后用纱布过滤药液，待温度适宜时清洗眼部，每天早晚各1次。

方四：

【药材】苦参20克，川黄连6克，黄柏10克。

【功效】清热泻火，解毒止痒。适用于睑缘炎。

【用法】将全部药材加水煮30分钟，然后用纱布过滤药液，待温度适宜时清洗眼部，每天早晚各1次。

方五：

【药材】苦参、当归、川芎各12克，五倍子、荆芥、防风、黄连各10克，铜绿1.5克。

【功效】燥湿祛风，清热化瘀。适用于睑缘炎。

【用法】将全部药材加水煮30分钟，然后用纱布过滤药液，待温度适宜时清洗眼部，每天早晚各1次。

方六：

【药材】大青盐4.5克，苦参、菊花、马尾连、白藓皮、蛇床子各9克，防风12克。

【功效】清热解毒，祛风止痒。适用于睑缘炎痒痛。

【用法】将全部药材加水煮30分钟，趁热熏洗眼部，然后用纱布过滤药液，待温度适宜时清洗眼部，每天早晚各1次。

脉管炎

【病因病机】中医称脉管炎为“脱疽”，常致肢体发生缺血或瘀血病变，甚者肢体溃烂坏疽，是一种致残率极高的疾病。治疗的常用方剂有以下几种：

方一：

【药材】艾叶 20 克，桃树叶、槐树叶、桑树叶、红花各 30 克，炒穿山甲 15 克。

【功效】适用于脉管炎。

【用法】将全部药材加水煮 30 分钟，待水温适宜时进行全身泡浴。每日 2 次，每次 30 分钟。

方二：

【药材】当归、乳香、桃仁、牛膝各 10 克，黄芪、甘草、元参各 30 克，银花 60 克，刘寄奴 12 克。

【功效】适用于脉管炎。

【用法】将全部药材加水煮 30 分钟，待水温适宜时进行全身泡浴。每日 2 次，每次 30 分钟。

方三：

【药材】鸡血藤、甘草、乳香各 30 克，元参、金银花、土茯苓各 60 克。

【功效】适用于脉管炎。

【用法】将全部药材加水煮 30 分钟，待水温适宜时进行全身泡浴。每日 2 次，每次 30 分钟。

剥脱性唇炎

【病因病机】剥脱性唇炎，中医称为“唇风”，主要症状是唇部红肿，疼痛，日久破裂，流水，多发于下唇。中医学认为，本病或因风火毒邪入结于唇；或因过食辛辣厚味，脾胃湿热，熏灼唇部；或因血燥生风所致。治疗的常用方剂有以下几种：

方一：

【药材】白蘚皮 15 克，蛇床子、川槿皮各 10 克，地肤子、苦参各 30 克。

【功效】清热祛湿，祛风止痒。适用于慢性唇炎、剥脱性唇炎。

【用法】将全部药材加水煮 30 分钟，趁热熏洗唇部，也可以用卫生棉球蘸取药液进行擦洗或者把嘴唇浸泡在药液中，每日 3 次，每次 10 分钟左右。

方二：

【药材】苦参、白蘚皮、土茯苓各 15 克，黄柏 12 克，明矾、甘草各 6 克。

【功效】清热除湿，祛风止痒。适用于慢性唇炎。

【用法】将全部药材加水煮 30 分钟，趁热熏洗唇部，也可以用卫生棉球蘸取药液进行擦洗或者把嘴唇浸泡在药液中，每日 3 次，每次 10 分钟左右。

少白头

【病因病机】少白头，是指青少年时头发过早变白，头发呈花白状。中医认为，血热、肾气虚弱、气血衰弱都是造成白发的原因。因此，中医的治疗方法是补肝血、补肾气，除了根据病因治疗外，还应加强营养。实验表明，缺乏蛋白质和高度营养不良是早生白发的病因之一。治疗的常用方剂有以下几种：

方一：

【药材】玄参、金银花、土茯苓各30克，黑芝麻60克。

【功效】适用于少白头。

【用法】将全部药材加水煮30分钟，待水温适宜时浸泡头发，不少于5分钟。

方二：

【药材】酸石榴100克，五倍子150克，芝麻叶50克。

【功效】适用于少白头。

【用法】将酸石榴、五倍子、芝麻叶全部药材加水煮30分钟，待水温适宜时浸泡头发，不少于5分钟。

方三：

【药材】桑白皮30克，五倍子15克，青葙子60克。

【功效】适用于少白头。

【用法】将桑白皮、五倍子、青葙子全部药材加水煮30分钟，待水温适宜时浸泡头发，不少于5分钟。

甲沟炎

【病因病机】甲沟炎是一种累及甲周围皮肤皱襞的感染性疾病，表现为局部红肿热痛，急性或慢性化脓性、触痛性和疼痛性甲周组织肿胀，由甲皱襞脓肿引起。当感染变成慢性时，甲基底部出现横嵴，并随着复发出现新嵴。手指受累比脚趾更常见。治疗的常用方剂有以下几种：

方一：

【药材】大黄、黄柏、黄芩各20克。

【功效】适用于甲沟炎。

【用法】将大黄、黄柏、黄芩全部药材加水煮30分钟，趁热熏洗患处。

方二：

【药材】芒硝、甘草各20克。

【功效】适用于甲沟炎。

【用法】将芒硝、甘草全部药材加水煮30分钟，趁热熏洗患处。

方三：

【药材】大黄、黄芩、白蔹各25克，芒硝12克。

【功效】适用于甲沟炎。

【用法】将大黄、黄芩、白蔹、芒硝全部药材加水煮30分钟，趁热熏洗患处。

痤疮

【病因病机】痤疮，俗称“青春痘”“粉刺”“暗疮”，中医称为“面疮”“酒刺”，是一种毛囊皮脂腺的慢性炎症性疾病，以粉刺、脓疱、结节、囊肿及瘢痕为其特征。中医认为，痤疮是青年人气血旺盛，加之阳热偏盛，脉络充盈，热气郁结体表，外受风邪所致，又有内热、肺热、血热、肝热、阴虚内热之分，脓疱等皮损属于风热、热毒所致。治疗的常用方剂有以下几种：

方一：

【药材】金银花 50 克，马齿苋 30 克，苦参、地肤子、生地龙、麸炒苍术、白蘚皮、蛇床子、苍耳子、黄柏各 20 克。

【功效】适用于痤疮。

【用法】将全部药材加水煮 30 分钟，趁热清洗患处，并用热毛巾蘸取药液热敷，每日 3 次，待水温适宜时，进行全身泡浴。

方二：

【药材】黄柏 15 克，雄黄、苍耳子各 10 克。

【功效】适用于痤疮。

【用法】将黄柏、雄黄、苍耳子全部药材加水煮 30 分钟，趁热清洗患处，并用热毛巾蘸取药液热敷，每日 3 次，待水温适宜时，进行全身泡浴。

痔疮

【病因病机】痔疮是人体直肠末端黏膜下和肛管皮肤下静脉丛发生扩张和屈曲所形成的柔软静脉团，多见于经常站立者和久坐者。痔疮包括内痔、外痔、混合痔，是肛门直肠底部及肛门黏膜的静脉丛发生曲张而形成的一个或多个柔软的静脉团的一种慢性疾病。治疗的常用方剂有以下几种：

方一：

【药材】白及、白薇、白芷、连翘、川羌活、炒穿山甲、当归、皂角刺各10克。

【功效】祛风活血，消肿止痛。适用于痔疮。

【用法】将白及、白薇、白芷、连翘、川羌活、炒穿山甲、当归、皂角刺全部药材加水煮30分钟，倒入盆中，趁热熏洗肛门，待水温适宜时坐浴30分钟，每日2次。

方二：

【药材】大黄、桃仁、黄连、夏枯草各30克，红花、芒硝各20克。

【功效】清热燥湿，活血消肿。适用于血栓性外痔。

【用法】将大黄、桃仁、黄连、夏枯草、红花、芒硝全部药材加水煮30分钟，倒入盆中，趁热熏洗肛门，待水温适宜时坐浴30分钟，每日2次。

方三：

【药材】野茶花、苍术、赤芍、丹皮各30克，荆芥、防风各20克，薄荷25克，黄芩、透骨草、甘草各15克。

【功效】止血祛瘀，解毒消肿。适用于嵌顿性内痔，血栓炎性内痔。

【用法】将全部药材加水煮30分钟，倒入盆中，趁热熏洗肛门，待水温适宜时坐浴30分钟，每日2次。

方四：

【药材】鱼腥草、马齿苋各30克，白头翁、贯众各15克。

【功效】清热解毒，消肿止痛。适用于炎性外痔、血栓外痔。

【用法】将鱼腥草、马齿苋、白头翁、贯众全部药材加水煮30分钟，倒入盆中，趁热熏洗肛门，待水温适宜时坐浴30分钟，每日2次。

方五：

【药材】明矾、玄明粉各30克，大黄20克。

【功效】清火化瘀，软坚消肿。适用于外痔、内痔外脱及肿痛。

【用法】将明矾、玄明粉、大黄全部药材加水煮30分钟，倒入盆中，趁热熏洗肛门，待水温适宜时坐浴30分钟，每日2次。

压疮

【病因病机】长期卧床患者，由于体力极度虚弱，或感觉运动功能丧失，无力变换卧位，加之护理不当，导致体表骨隆突和床褥之间的皮肤组织，甚至肌肉，因持续受压，局部缺氧，血管栓塞、组织坏死腐化而形成的溃疡，称为压疮。压疮多见于截瘫患者。其他疾患也发生。好发部位为骶骨、坐骨结节、股骨大转子等处，其次为跟骨、枕骨、髂前上棘、内外踝等部位。治疗的常用方剂有以下几种：

方一：

【药材】乳香、血竭、黄连各10克，儿茶、马勃粉、煅石膏、枯矾各20克，冰片5克，轻粉3克。

【功效】适用于压疮。

【用法】将乳香、血竭、黄连、儿茶、马勃粉、煅石膏、枯矾、冰片等药材加水煮30分钟，先冲洗患部，再用消毒纱布包覆盖疮面。

方二：

【药材】紫花地丁30克，生地、当归各15克，地榆、大黄、黄柏、五倍子各10克。

【功效】适用于褥疮。

【用法】将紫花地丁、生地、当归、地榆、大黄、黄柏、五倍子全部药材加水煮30分钟，先冲洗患部，再用消毒纱布包覆盖疮面。

脱肛

【病因病机】脱肛又名“截肠”，是指直肠黏膜或直肠脱出肛外的一种病症。以老年人和小儿多患。症状表现为：大便时肛门脱垂，肛门坠胀不适，久不回纳，肿痛加剧，甚则溃烂。主要与体质衰弱，长期腹泻、便秘，久病等因素有关。治疗的常用方剂有以下几种：

方一：

【药材】石榴皮60克，五倍子30克，明矾15克。

【功效】涩肠固脱，解毒消炎。适用于直肠脱垂。

【用法】将石榴皮、五倍子、明矾全部药材加水煮30分钟，倒入盆中，坐浴30分钟，每日2次。

方二：

【药材】黄芩、黄柏、栀子各10克。

【功效】清热燥湿。适用于脱肛。

【用法】将黄芩、黄柏、栀子全部药材加水煮30分钟，倒入盆中，坐浴30分钟，每日2次。

方三：

【药材】生黄芪50克，防风、升麻各6克，蝉蜕10个。

【功效】益气升提。适用于各种原因所致的脱肛。

【用法】将生黄芪、防风、升麻、蝉蜕全部药材加水煮30分钟，倒入盆中，坐浴30分钟，每日2次。

肛瘘

【病因病机】肛管直肠瘘是肛管或直肠与肛周皮肤相通的肉芽肿性管道，主要侵犯肛管，很少涉及直肠，故常称为肛瘘。临床表现为：自瘘管外口反复流出少量脓液，有时脓液刺激肛周皮肤，有瘙痒感。发病率仅次于痔疮，多见于男性青壮年。大部分肛瘘由肛门直肠脓肿破溃或切开排脓后形成。治疗的常用方剂有以下几种：

方一：

【药材】露蜂房、白芷各 30 克，或大腹皮、生大黄各 30 克。

【功效】消肿止痛，止痒散瘀。适用于肛瘘初起者，可缓解症状。

【用法】将露蜂房、白芷全部药材加水煮 30 分钟，倒入盆中，趁热熏洗肛门，待水温适宜时坐浴 30 分钟，每日 2 次。

方二：

【药材】黄柏、紫花地丁各 15 克，蒲公英、朴硝各 10 克。

【功效】消炎止痛。适用于肛瘘红肿热痛，流脓水者。

【用法】将黄柏、紫花地丁、蒲公英、朴硝全部药材加水煮 30 分钟，倒入盆中，趁热熏洗肛门，待水温适宜时坐浴 30 分钟，每日 2 次。

方三：

【药材】白芷、大黄、黄柏各60克，姜黄6克，川朴、陈皮、甘草、苍术、天南星各24克，天花粉120克。

【功效】清热祛湿，消肿止痛。适用于肛瘘发炎。

【用法】将白芷、大黄、黄柏、姜黄、川朴、陈皮、甘草、苍术、天南星、天花粉全部药材加水煮30分钟，倒入盆中，趁热熏洗肛门，待水温适宜时坐浴30分钟，每日2次。

方四：

【药材】红升丹30克，麝香1.5克，冰片4.5克，老广丹或炒红粉90克。

【功效】祛腐拔毒生肌。适用于结核性瘘管。

【用法】将红升丹、麝香、冰片、老广丹全部药材加水煮30分钟，倒入盆中，趁热熏洗肛门，待水温适宜时坐浴30分钟，每日2次。

方五：

【药材】防风、黄芩、龙胆草、苦参各15克，鱼腥草、生大黄各30克。

【功效】祛湿收敛。适用于肛瘘有渗出液者。

【用法】将防风、黄芩、龙胆草、苦参、鱼腥草、生大黄全部药材加水煮30分钟，倒入盆中，趁热熏洗肛门，待水温适宜时坐浴30分钟，每日2次。

肛门瘙痒症

【病因病机】肛门瘙痒症是一种常见的局部瘙痒症。肛门部有时有轻微发痒，如瘙痒严重，经久不愈则成为瘙痒症，一般只限于肛门周围，有的可蔓延到会阴、外阴或阴囊后方。多发生在 20 ~ 40 岁中、老年人。寄生虫病，过敏反应，肛门直肠疾病，经常不运动等因素都可能引发肛门瘙痒症。治疗的常用方剂有以下几种：

方一：

【药材】苦参 20 克，蛇床子、防风、五倍子各 15 克，地肤子 12 克，花椒 18 克。

【功效】适用于肛门瘙痒症。

【用法】将苦参、蛇床子、防风、五倍子、地肤子、花椒全部药材加水煮 30 分钟，倒入盆中，趁热熏洗肛门，待水温适宜时坐浴 30 分钟，每日 2 次。

方二：

【药材】蛇床子、白鲜皮、百部各 30 克，生甘草、防风各 20 克，黄柏、徐长卿、苦参各 15 克。

【功效】适用于肛门瘙痒症。

【用法】将蛇床子、白鲜皮、百部、生甘草、防风、黄柏、徐长卿、苦参全部药材加水煮 30 分钟，倒入盆中，待水温适宜时坐浴 30 分钟，每日 2 次。

方三：

【药材】车前草 15 克，地肤子 12 克，龙胆草、羊蹄、野菊花各 9 克，乌蔹莓、明矾各 6 克。

【功效】适用于肛门瘙痒症。

【用法】将车前草、地肤子、龙胆草、羊蹄、野菊花、乌蔹莓、明矾全部药材加水煮 30 分钟，倒入盆中，趁热熏洗肛门，待水温适宜时坐浴 30 分钟，每日 2 次。

方四：

【药材】黄柏、苦参、花椒、白矾各 20 克，地附子 30 克。

【功效】适用于肛门瘙痒症。

【用法】将黄柏、苦参、花椒、白矾、地附子全部药材加水煮 30 分钟，倒入盆中，趁热熏洗肛门，待水温适宜时坐浴 30 分钟，每日 2 次。

方五：

【药材】鱼腥草、龙胆草、荟草、地肤子、枯矾、马齿苋、苦楝皮各 12 克，蛇床子 15 克，白蔹 9 克，朴硝 6 克。

【功效】适用于肛门瘙痒症。

【用法】将全部药材加水煮 30 分钟，倒入盆中，趁热熏洗肛门，待水温适宜时坐浴 30 分钟，每日 2 次。

肛窦炎

【病因病机】肛窦炎又称“肛隐窝炎”，是指肛门齿线部的肛隐窝炎症性病变。常引起肛周脓肿，中医称为“脏毒”。为肛门感染的常见病症，常并发肛乳头炎，使乳头肥大。同时也是化脓性疾病的重要诱因。以肛门内疼痛、灼热、坠胀感，排便后向会阴、臀部放射，肛窦红肿、有脓样物等为主要表现。一般认为是由于肛窦的解剖特点使肛窦容易发生炎症。治疗的常用方剂有以下几种：

方一：

【药材】苦参、马齿苋各30克，黄柏、蒲公英、赤芍、金银花各15克，川椒100克，大黄12克。

【功效】适用于肛窦炎。

【用法】将全部药材加水煮30分钟，倒入盆中，趁热熏洗肛门，待水温适宜时坐浴30分钟，每日2次。

方二：

【药材】威灵仙25克，大黄、白蘚皮各5克，苦参30克，黄柏、白芷、马齿苋各15克，明矾10克。

【功效】适用于肛窦炎。

【用法】将全部药材加水煮30分钟，倒入盆中，趁热熏洗肛门，待水温适宜时坐浴30分钟，每日2次。

肛门湿疹

【病因病机】肛门湿疹是一种常见并易于复发的炎症性、非传染性皮肤病。肛门湿疹的临床症状主要表现为：瘙痒、疼痛、肛门潮红、湿润、肛周皮肤破溃，还可引起消化不良、腹胀、便秘和腹泻、头晕、失眠、烦躁等症状。中医称之为“风湿疡”“肛周风”。肛门湿疹多由湿热下注、脾虚夹湿或饮食不节、脾失健运、内蕴湿热所致。治疗的常用方剂有以下几种：

方一：

【药材】白鲜皮、地肤子、蛇床子各20克，苦参、黄柏、百部、赤芍各12克，甘草、防风各15克，牡丹皮10克。

【功效】清热燥湿，祛风止痒，收湿杀虫。

【用法】将全部药材加水煮30分钟，倒入盆中，趁热熏洗肛门，待水温适宜时坐浴30分钟，每日2次。

方二：

【药材】五倍子、蛇床子各30克，黄柏、赤石脂各10克，生甘草6克，紫草、土槿皮、白鲜皮、石榴皮各15克。

【功效】适用于肛门湿疹。

【用法】将全部药材加水煮30分钟，倒入盆中，趁热熏洗肛门，待水温适宜时坐浴30分钟，每日2次。

肛门尖锐湿疣

【病因病机】肛门尖锐湿疣是一种由人类乳头瘤病毒引起，发生于肛门及肛周皮肤黏膜交界处的疣状赘生物，属性传播疾病。其发病原因是患者机体免疫功能降低，外在原因可能与创面不透气、潮湿、易感染以及在行走和活动时容易受到摩擦损伤有关。中医称为“肛门臊疣”，多由于湿热邪毒下注肛门皮肤黏膜，蕴久成毒而生。治疗的常用方剂有以下几种：

方一：

【药材】乌梅、五倍子、苦参、板蓝根、马齿苋、蛇床子各30克，明矾20克。

【功效】解毒杀虫，燥湿消疣。

【用法】将全部药材加水煮30分钟，倒入盆中，趁热熏洗肛门，待水温适宜时坐浴30分钟，每日2次。

方二：

【药材】白矾、皂矾各120克，孩儿茶15克，侧柏叶250克，生薏苡仁50克。

【功效】解毒杀虫，燥湿消疣。

【用法】将全部药材加水煮30分钟，倒入盆中，趁热熏洗肛门，待水温适宜时坐浴30分钟，每日2次。

银屑病

【病因病机】银屑病，中医又名“白疕”，民间有称“牛皮癣”，是一种常见的慢性炎症性皮肤病。它属于多基因遗传的疾病，典型的皮肤表现是境界清楚的具有银白色鳞屑的红色斑块。可由多种激发因素，如创伤、感染、药物等诱发该病。治疗的常用方剂有以下几种：

方一：

【药材】白藓皮、野菊花、紫草、苦参、侧柏叶、苏叶各 100 克，红花 60 克，芒硝 200 克。

【功效】适用于银屑病。

【用法】将前 7 味药材加水煮 30 分钟，水开以后加入芒硝，待水温适宜时进行全身泡浴；或者趁热熏洗患处。

方二：

【药材】苦参、麦冬、桃叶各 200 克。

【功效】适用于银屑病。

【用法】将苦参、麦冬、桃叶全部药材加水煮 30 分钟，待水温适宜时进行全身泡浴；或者趁热熏洗患处。

方三：

【药材】透骨草、苦参各 30 克，红花、雄黄、明矾各 15 克。

【功效】活血通络，软坚润肤，止痒。适用于银屑病、神经性皮炎、皮肤淀粉样变等。

【用法】将全部药材加水煮30分钟，待水温适宜时进行全身泡浴；或者趁热熏洗患处。

方四：

【药材】苍耳子、地肤子、麻黄、苦参、威灵仙、艾叶、吴茱萸各50克。

【功效】适用于银屑病。

【用法】将全部药材加水煮30分钟，待水温适宜时进行全身泡浴；或者趁热熏洗患处。

方五：

【药材】土槿皮、白鲜皮、土茯苓，蜂房、川椒，野菊花各50克。

【功效】清热解毒，除湿，杀虫，止痒。

【用法】将全部药材加水煮30分钟，待水温适宜时进行全身泡浴；或者趁热熏洗患处。

方六：

【药材】路路通、苍术各60克，百部、艾叶、枯矾各15克。

【功效】疏通气血，祛湿止痒。适用于银屑病。

【用法】将路路通、苍术、百部、艾叶、枯矾全部药材加水煮30分钟，待水温适宜时进行全身泡浴；或者趁热熏洗患处。

癣病

【病因病机】癣病，在现代医学中指浅部真菌病，主要包括手癣、足癣、股癣、体癣、甲癣和头癣。癣病是由真菌感染所致，带菌者是造成癣病病原菌流行传播的主要原因。各种癣病，患处瘙痒、糜烂、渗出，病情加重时常常可以诱发癣菌疹、丹毒等其他疾病，有时可以引起严重后果。治疗的常用方剂有以下几种：

方一：

【药材】轻粉3克，冰片5克，硼砂、苦参各30克，白藓皮、土茯苓、黄柏、雄黄各20克，蜈蚣1条。

【功效】适用于头癣。

【用法】将全部药材加水煮30分钟，待水温适宜时清洗头部或者浸泡头部5分钟。

方二：

【药材】硫黄12克，枯矾6克，花椒、大黄、密陀僧各1.5克。

【功效】适用于体癣。

【用法】将硫黄、枯矾、花椒、大黄、密陀僧全部药材加水煮30分钟，待水温适宜时进行全身泡浴。

方三：

【药材】川椒、硫黄各15克，密陀僧、乌贼骨各30克，黄柏20克。

【功效】适用于体癣。

【用法】将川椒、硫黄、密陀僧、乌贼骨、黄柏全部药材加水煮 30 分钟，待水温适宜时进行全身泡浴。

方四：

【药材】藿香 30 克，大黄、黄精、明矾各 12 克，米醋 1000 毫升。

【功效】杀虫止痒，祛风除湿。适用于手足癣等症。

【用法】将藿香、大黄、黄精、明矾、米醋全部加水煮 30 分钟，趁热熏洗患处，待水温适宜时把患处放入药液中浸泡 10 分钟。

方五：

【药材】透骨草 15 克，花椒、白芷各 10 克，豆浆水 500 毫升。

【功效】适用于手癣。

【用法】将透骨草、花椒、白芷、豆浆水全部加水煮 30 分钟，趁热熏洗患处，待水温适宜时把手放入药液中浸泡 10 分钟。

方六：

【药材】五加皮、地骨皮各 12 克，蛇蜕 1 条，皂角 3 个。

【功效】适用于手癣。

【用法】将全部药材加水煮 30 分钟，趁热熏洗患处，待水温适宜时把手放入药液中浸泡 10 分钟。

白癜风

【病因病机】白癜风是一种常见多发的色素性皮肤病。该病以局部或泛发性色素脱失形成白斑为特征，是一种获得性局限性或泛发性皮肤色素脱失症。白癜风的病因到目前为止还不十分清楚，归纳起来有几大因素：遗传因素，精神神经因素，化学因素，酪氨酶、铜离子相对缺乏因素，感染因素，外伤因素等。治疗的常用方剂有以下几种：

方一：

【药材】补骨脂 30 克、白蒺藜 20 克，95% 酒精 100 毫升。

【功效】适用于白癜风。

【用法】将补骨脂、白蒺藜全部药材浸泡在酒精中，一周后取药液涂搽患处，每日 1 ~ 2 次。

方二：

【药材】川椒 30 克，胆矾、白附子各 6 克，穿山甲 10 克，骨碎补、补骨脂各 60 克，灵仙 12 克，白酒 100 毫升。

【功效】适用于白癜风。

【用法】将川椒、胆矾、白附子、穿山甲、骨碎补、补骨脂、威灵仙全部药材浸泡在酒精中，10 天后取药液涂搽患处，每日 1 ~ 2 次。

方三：

【药材】无花果叶子 250 克，白酒 100 毫升。
【功效】适用于白癜风。
【用法】将无花果叶子浸泡在酒精中，一周后取药液涂搽患处，每日 1 ~ 2 次。

方四：

【药材】老生姜 100 克，苦参 150 克，50% 酒精 100 毫升。
【功效】适用于白癜风。
【用法】将老生姜、苦参全部药材浸泡在酒精中，一周后取药液涂搽患处，每日 1 ~ 2 次。

方五：

【药材】白芷 10 克，75% 酒精 100 毫升。
【功效】适用于白癜风。
【用法】将白芷研末，浸泡在酒精中，一周后取药液涂搽患处，每日 1 ~ 2 次。

方六：

【药材】补骨脂酊 30%，乌梅 60%，骨碎补 10%，85% 酒精 100 毫升。
【功效】适用于白癜风。
【用法】将补骨脂酊、乌梅、骨碎补全部药物与酒精 1 ：3 配制，浸泡 2 周后，取药液涂搽患处，每日 1 ~ 2 次。

疥疮

【病因病机】疥虫是一种永久性寄生螨虫类。寄生于人和哺乳动物的皮肤表皮层内，引起一种有剧烈瘙痒的顽固性皮肤病，称为疥疮。寄生于人体的疥虫为人疥疮。感染方式主要是通过直接接触，如与患者握手、同床睡眠等。患者的被服、手套、鞋袜等可起间接传播作用。公共浴室的休息更衣间是重要的社会传播场所。治疗的常用方剂有以下几种：

方一：

【药材】白癣皮、桑白皮、百部、甘草各20克，苦参、蛇床子各15克。

【功效】杀虫止痒。适用于疥疮。

【用法】将白癣皮、桑白皮、百部、甘草、苦参、蛇床子全部药材加水煮30分钟，趁热熏洗患处10分钟，待水温适宜时进行全身泡浴。

方二：

【药材】地肤子、苦参各60克，花椒20克，百部30克。

【功效】杀虫止痒。适用于疥疮。

【用法】将地肤子、苦参、花椒、百部全部药材加水煮30分钟，趁热熏洗患处10分钟，待水温适宜时进行全身泡浴。

象皮肿

【病因病机】由于淋巴液淤积的长期刺激，致使皮肤和皮下组织增生，皮皱加深，皮肤增厚变硬粗糙，并可有棘刺和疣状突起，外观似大象皮肤，故名象皮肿。治疗的常用方剂有以下几种：

方一：

【药材】延胡索、姜黄、川椒、海桐皮、威灵仙、川牛膝、乳香、没药、羌活、白芷、苏木、五加皮、红花、土茯苓各12克。

【功效】适用于象皮肿。

【用法】将全部药材加水煮30分钟，趁热熏洗患处。

方二：

【药材】当归尾、红花、桃仁、苏木、蛇床子、路路通、苍耳子各35克。

【功效】适用于象皮肿。

【用法】将全部药材加水煮30分钟，趁热熏洗患处。

方三：

【药材】透骨草50克，鲜樟树叶、松枝30克，生姜12克。

【功效】适用于象皮肿。

【用法】将透骨草、鲜樟树叶、松枝、生姜全部药材加水煮30分钟，趁热熏洗患处。

带状疱疹

【病因病机】带状疱疹，中医称为“缠腰火龙”“缠腰火丹”，是一种由水痘带状疱疹病毒所引起的急性疱疹性皮肤病。治疗的常用方剂有以下几种：

方一：

【药材】雄黄、明矾各20克，大黄、黄柏、侧柏叶各30克，冰片5克。

【功效】适用于带状疱疹。

【用法】将全部药材加水煮30分钟，趁热用药液擦洗患处，待水温适宜时进行全身泡浴。

方二：

【药材】雄黄、白矾各10克，乳香、没药各5克，冰片少许，生石灰水50毫升，香油50毫升。

【功效】适用于带状疱疹。

【用法】将雄黄、白矾、乳香、没药研末，加入冰片、生石灰和香油制成膏状，用药膏擦洗患处。

方三：

【药材】雄黄、枯矾、密陀僧各15克，乳香、没药各10克，青黛30克。

【功效】适用于带状疱疹。

【用法】将全部药材加水煮30分钟，趁热用药液擦洗患处，待水温适宜时进行全身泡浴。

痱子

【病因病机】痱子又称“热痱”“红色粟粒疹”，是由于在高温闷热环境下，出汗过多，汗液蒸发不畅，导致汗管堵塞、汗管破裂，汗液外渗入周围组织而引起。主要表现为小丘疹、小水疱，好发于夏季，多见于排汗调节功能较差的儿童和长期卧床病人。由于瘙痒而过度搔抓可致继发感染，发生毛囊炎、疖或脓肿。治疗的常用方剂有以下几种：

方一：

【药材】黄柏、徐长卿、野菊花、地肤子各30克，明矾1克。

【功效】清热燥湿。适用于痱子及暑疖患者。

【用法】将黄柏、徐长卿、野菊花、地肤子、明矾全部药材加水煮30分钟，待水温适宜时进行全身泡浴。也可把药液存放在冰箱，待用时取出药液擦洗患处。

方二：

【药材】苦参、黄芩、白芷、薄荷、防风各30克，红花20克。

【功效】清热燥湿，芳香化浊，活血止痒。

【用法】将苦参、黄芩、白芷、薄荷、防风、红花全部药材加水煮30分钟，待水温适宜时进行全身泡浴。也可把药液存放在冰箱，待用时取出药液擦洗患处。

猩红热

【病因病机】猩红热是一种较常见的急性呼吸系统传染病。中医称为“烂喉痧”或“烂喉丹痧”。病症表现为：皮肤出现鲜红皮疹，密集处可以连成红色一片，一望猩红，在咽喉部位出现红肿溃烂。本病是由“温热疫毒”之邪，内蕴肺胃，毒郁于里，灼伤营阴所致。治疗的常用方剂有以下几种：

方一：

【药材】连翘、金银花、芦根、玄参、麦冬、竹茹各15克，菊花、生地各20克，牛蒡子、黄芩、栀子各10克。

【功效】清热解毒。

【用法】将全部药材加水煮30分钟，待水温适宜时进行全身泡浴。也可当作气雾剂吸入使用。

方二：

【药材】板蓝根、芦根、金银花、连翘各10克，生石膏18克，竹叶、丹皮、牛蒡子各3克，赤芍5克，生地12克，玄参6克。

【功效】清热解毒，泻热滋阴。

【用法】将全部药材加水煮30分钟，待水温适宜时进行全身泡浴。也可当作气雾剂吸入使用。

风疹

【病因病机】风疹，中医学称为“风痧”“隐疹”。是由风疹病毒引起的一种常见的急性传染病，以发热，全身皮疹为特征，常伴有耳后、枕部淋巴结肿大。中医认为，本病是感受风热时邪，发于肌肤表层所致。治疗的常用方剂有以下几种：

方一：

【药材】大蒜苗 20 克，蝉蜕 3 克。

【功效】适用于风疹。

【用法】将全部药材加水煮 30 分钟，待水温适宜时进行全身泡浴；或者用药液擦洗患处 2 ~ 3 次。

方二：

【药材】麻黄、蝉蜕、黄柏、乌梅、板蓝根、甘草、生大黄各 9 克。

【功效】适用于风疹。

【用法】将全部药材加水煮 30 分钟，待水温适宜时进行全身泡浴；或者用药液擦洗患处 2 ~ 3 次。

方三：

【药材】浮萍、地肤子各 30 克，紫草 20 克。

【功效】适用于风疹。

【用法】将全部药材加水煮 30 分钟，待水温适宜时进行全身泡浴；或者用药液擦洗患处 2 ~ 3 次。

湿疹

【病因病机】湿疹，又称“浸淫疮”“旋耳疮”，是一种常见的由多种内外因素引起的表皮及真皮浅层的炎症性皮肤病。其具有对称性、渗出性、瘙痒性皮肤病、多形性和复发性等特点。中医认为湿热累积、内外风湿、热邪侵袭肌肤而生湿疹；又或者饮食不节，过食辛辣、脾失健运而生湿疹。治疗的常用方剂有以下几种：

方一：

【药材】生山楂、生大黄、苦参、芒硝各60克，蝉蜕30克。

【功效】适用于湿疹。

【用法】将生山楂、生大黄、苦参、芒硝、蝉蜕全部药材加水煮20分钟，水开以后加入芒硝再煮10分钟，趁热熏洗患处，待水温适宜时进行全身泡浴。

方二：

【药材】紫苇、石菖蒲各30克。

【功效】适用于湿疹。

【用法】将紫草、石菖蒲全部药材加水煮30分钟，趁热熏洗患处，待水温适宜时进行全身泡浴。

方三：

【药材】生大黄、川黄连、黄柏、苦参、苍耳子各10克。

【功效】适用于婴儿湿疹。

【用法】将生大黄、川黄连、黄柏、苦参、苍耳子全部药材加水煮30分钟，趁热熏洗患处，待水温适宜时进行全身泡浴。

方四：

【药材】黄柏、苦参、苍术、滑石各15克，蝉蜕、防风、地肤子各9克。

【功效】适用于婴儿湿疹。

【用法】将黄柏、苦参、苍术、滑石、蝉蜕、防风、地肤子全部药材加水煮30分钟，趁热熏洗患处，待水温适宜时进行全身泡浴。

方五：

【药材】白蘚皮、儿茶、乌梅、五倍子、苦楝子各30克，紫草、黄柏、苦参各9克，枯矾6克。

【功效】适用于湿疹。

【用法】将白蘚皮、儿茶、乌梅、五倍子、苦楝子、紫草、黄柏等全部药材加水煮30分钟，趁热熏洗患处，待水温适宜时进行全身泡浴。

方六：

【药材】苦参30克，苍术、黄柏、白蘚皮各15克。

【功效】适用于湿疹。

【用法】将苦参、苍术、黄柏、白蘚皮全部药材加水煮30分钟，趁热熏洗患处，待水温适宜时进行全身泡浴。

斑秃

【病因病机】斑秃，俗称“鬼剃头”，是一种骤然发生的，局限性的，斑片状的脱发。其病变处头皮正常，无炎症及自觉症状。本病病程经过缓慢，可自行缓解和复发。遗传、过敏、自身免疫性疾病、神经精神创伤等，都会引起斑秃。治疗的常用方剂有以下几种：

方一：

【药材】麻子仁 100 克，梧桐叶 30 克。

【功效】清热祛风，养血生发。

【用法】将麻子仁、梧桐叶全部药材加水煮 30 分钟，趁热熏洗头部，熏洗后用毛巾蘸取药液敷在头部 30 分钟，每日 2 次。

方二：

【药材】当归、黄精、熟地黄各 10 克。

【功效】养血祛风。

【用法】将当归、黄精、熟地黄全部药材加水煮 30 分钟，趁热熏洗头部，熏洗后用毛巾蘸取药液敷在头部 30 分钟，每日 2 次。

方三：

【药材】祁艾、菊花、藁本、蔓荆子、防风、荆芥各 9 克，薄荷、藿香、甘松各 6 克。

【功效】适用于斑秃。

【用法】将全部药材加水煮30分钟，趁热熏洗头部，熏洗后用毛巾蘸取药液敷在头部30分钟，每日2次。

方四：

【药材】桑叶、羌活各4.5克，川芎、白芷、藁本各6克，天麻、甘菊、薄荷各3克。

【功效】预防脱发。

【用法】将全部药材加水煮30分钟，趁热熏洗头部，熏洗后用毛巾蘸取药液敷在头部30分钟，每日2次。

方五：

【药材】甘菊花60克，蔓荆子、侧柏叶、川芎、桑白皮、白芷、细辛、旱莲草各30克。

【功效】清热祛风，养血生发。

【用法】将全部药材加水煮30分钟，趁热熏洗头部，熏洗后用毛巾蘸取药液敷在头部30分钟，每日2次。

方六：

【药材】苦参、黄芩、苍术、白芷、蛇床子、白蘚皮、百部、防风、甘草各15克。

【功效】清热，祛风，燥湿。

【用法】将全部药材加水煮30分钟，趁热熏洗头部，熏洗后用毛巾蘸取药液敷在头部30分钟，每日2次。

酒渣鼻

【病因病机】酒渣鼻，是一种发生于面部中央，主要在鼻尖、鼻翼，其次为颊部、颏部和前额，以红斑、丘疹、毛细血管扩张为主要特征的慢性皮肤病。胃肠功能紊乱、内分泌障碍以及体内的慢性感染病灶都可能是酒渣鼻的致病因素。治疗的常用方剂有以下几种：

方一：

【药材】枇杷叶、霜桑叶、金橘叶各 15 克。

【功效】清热解毒，活血消肿。

【用法】将全部药材加水煮 30 分钟，趁热清洗鼻子，用毛巾蘸取药液敷在脸部 10 分钟，早晚各 1 次。

方二：

【药材】百部 30 克，蛇床子、地榆各 10 克，75% 酒精 100 毫升。

【功效】活血通络，消肿止痛。

【用法】将全部药材密封浸泡在酒精中 5 ~ 7 天，使用时用棉签蘸药液外搽患处，每日 3 ~ 5 次。

方三：

【药材】蒲公英、野菊花、鱼腥草、淡竹叶各 10 克。

【功效】清热解毒，活血消肿。

【用法】将全部药材加水煮 30 分钟，趁热清洗鼻子，用毛巾蘸取药液敷在脸部 10 分钟，每日早晚各 1 次。

鱼鳞病

【病因病机】鱼鳞病是一种由角质细胞分化和表皮屏障功能异常的皮肤疾病，在临床上以全身皮肤鳞屑为特点。鱼鳞病根据发病原因分为获得性鱼鳞病及遗传性鱼鳞病，其中以遗传性鱼鳞病较为常见。治疗的常用方剂有以下几种：

方一：

【药材】苍术 50 克，威灵仙、鸡血藤、杏仁各 30 克。
【功效】适用于鱼鳞病。
【用法】将苍术、威灵仙、鸡血藤、杏仁全部药材加水煮 30 分钟，待水温适宜时进行全身泡浴。

方二：

【药材】蛇蜕、僵蚕各 50 克，蝉蜕、凤凰衣各 25 克。
【功效】适用于鱼鳞病。
【用法】将蛇蜕、僵蚕、蝉蜕、凤凰衣全部药材加水煮 30 分钟，待水温适宜时进行全身泡浴。

方三：

【药材】当归、赤白芍、川芎、生地黄、白蒺藜、荆芥穗、防风各 30 克，何首乌、黄芪、甘草各 15 克。
【功效】适用于鱼鳞病。
【用法】将全部药材加水煮 30 分钟，待水温适宜时进行全身泡浴。

鹅掌风

【病因病机】鹅掌风，俗称“手癣”，是手掌的皮肤癣菌感染。主要症状表现为：初起手心及手指皮下有小水疱，并有瘙痒感；日久水疱隐没，叠起白皮，粗厚皲裂，形如鹅掌。本病多由传染而得，往往夏轻冬重，难以治疗，为顽固性皮肤疾病。治疗的常用方剂有以下几种：

方一：

【药材】大枫子肉、鲜凤仙花、花椒各9克，皂角、土槿皮各15克，地骨皮6克，藿香18克，白矾12克，米醋1000毫升。

【功效】杀虫止痒，润燥祛风。适用于手癣、甲癣。

【用法】将全部药材浸泡在黑醋中，24小时后煮沸腾，趁热熏洗患部，待水温适宜时浸泡患处10～15分钟，每日1次。

方二：

【药材】贯众、乌梅各60克。

【功效】清热解毒，护肤止痒。适用于鹅掌风（手癣）。

【用法】将贯众、乌梅全部药材加水煮30分钟，趁热熏洗患部，待水温适宜时浸泡患处10～15分钟，每日1次。

方三：

【药材】藿香、黄精、生大黄、皂矾各12克，米醋

500毫升。

【功效】活血润肤，杀虫止痒。适用于手癣。

【用法】将全部药材浸泡在米醋中5~7天，将患部放入药液内浸泡，每次浸泡30分钟，每日1~2次。

方四：

【药材】鲜艾叶90克，苍耳草60克，白藓皮30克。

【功效】护肤，祛风，止痒。适用于鹅掌风。

【用法】将全部药材加水煮30分钟，趁热熏洗患部，待水温适宜时浸泡患处10 ~ 15分钟，每日1次。

方五：

【药材】花椒、大枫子、明矾各10克，皂角15克，雄黄5克，土槿皮30克，信石1.5克，凤仙花6克，酸醋500毫升。

【功效】清热解毒，祛风止痒。适用于鹅掌风、灰指甲。

【用法】将全部药材浸泡在酸黑醋中，12个小时后煮沸腾，趁热熏洗患部，待水温适宜时浸泡患处10 ~ 15分钟，每日1次。

方六：

【药材】荆芥、防风、红花、地骨皮各15克，皂角、大枫子各30克，明矾18克，米醋1500毫升。

【功效】灭菌止痒。适用于鹅掌风、干脚癣。

【用法】将全部药材浸泡在米醋中3~5天，将患部放入药液内浸泡，每次浸泡30分钟，每日1~2次。

疖肿

【病因病机】疖是人体皮肤单个毛囊或皮脂腺因细菌感染（一般是金黄色葡萄球菌）引起的急性化脓性感染，也称“疖肿”。在人体的头、面、颈、腋和臀等部位尤易发生。疖在初患时红肿热痛，成熟后其中央出现黄白色小脓头，待自行破溃，脓栓排空即愈。中医认为，疖子是热毒侵入皮肤而发病，属于疮疡热证，所以又称“热疖”。治疗的常用方剂有以下几种：

方一：

【药材】黄柏、地榆、青橄榄、五倍子各10克，绿茶5克。

【功效】清热，燥湿，敛疮。

【用法】将黄柏、地榆、青橄榄、五倍子、绿茶全部药材加水煮30分钟，趁热熏洗患处，待水温适宜时进行全身泡浴。

方二：

【药材】艾叶、野菊花、蒲公英各15克，藿香、薄荷、金银花各10克。

【功效】清凉解毒。适用于疖肿。

【用法】将艾叶、野菊花、蒲公英、藿香、薄荷、金银花全部药材加水煮30分钟，趁热熏洗患处，待水温适宜时进行全身泡浴。

接触性皮炎

【病因病机】接触性皮炎指人体接触某种物质后，在皮肤或黏膜上因过敏或强烈刺激而发生的一种炎症。其临床特点为在接触部位发生边缘鲜明的皮肤损害，轻者为水肿性红斑，较重者有丘疹、水疱甚至大疱，更严重者则可有表皮松解甚至坏死。中医学认为，邪毒侵入肌肤，加上体内湿热郁结而引发。现代医学认为，本病主要由过敏反应与直接刺激引起。治疗的常用方剂有以下几种：

方一：

【药材】蒲公英、野菊花各 30 克。

【功效】适用于接触性皮炎。

【用法】将蒲公英、野菊花全部药材加水煮 30 分钟，待药液稍冷时，用毛巾蘸取药液敷在患处 20 分钟，每日 1 ～ 2 次。

方二：

【药材】马齿苋 60 克，黄柏、羊蹄草、绿茶、石苇各 30 克。

【功效】适用于接触性皮炎。

【用法】将马齿苋、羊蹄草、绿茶、石苇全部药材加水煮 30 分钟，趁热熏洗患处，待药液稍冷时，用毛巾蘸取药液敷在患处 20 分钟，每日 1 ～ 2 次。

雀斑

【病因病机】雀斑，是指发于颜面等处散在黑褐色斑点。多为圆形或卵圆形，如针尖或米粒大小，呈棕褐色或黑色斑点，不高出皮肤表面。中医认为，本病的发生是火结郁于细小脉络的血分中，复受风邪侵袭，风火之邪相而引起。现代医学认为，雀斑和遗传因素及紫外线照射有关。治疗的常用方剂有以下几种：

方一：

【药材】茵陈20克，生地榆、老紫草、地肤子、土茯苓各15克，赤芍10克。

【功效】清热凉血，祛斑美容。适用于斑点。

【用法】将全部药材加水煮30分钟，趁热熏洗斑点处，待水温适宜时进行全身泡浴。

方二：

【药材】银耳、黄芪、白芷、茯苓、玉竹各5克。

【功效】祛斑，滋养肌肤。

【用法】将银耳、黄芪、白芷、茯苓、玉竹全部药材加水煮，直到银耳煮成糊状，待水温适宜时，反复清洗斑点处，并用毛巾蘸取药液进行热敷。

方三：

【药材】熟地15克，山茱萸、炒丹皮、甘草各10克，茯苓12克，山药30克，升麻、白附子、细辛、巴戟天各 3 克。

【功效】适用于因肾阴亏损而致的斑点。

【用法】将全部药材加水煮 30 分钟，趁热熏洗斑点处，待水温适宜时进行全身泡浴。

方四：

【药材】僵蚕、白附子、白芷、山柰、硼砂各 10 克，石膏、滑石各 16 克，白丁香 7 克，冰片 2 克。

【功效】祛斑美白。

【用法】将全部药材研末，加牛奶调和，敷在斑点处，早晚各 1 次，每次 15 分钟。

方五：

【药材】当归、桃仁、川芎、白芷、白附子、白及粉各 30 克。

【功效】祛斑美白。

【用法】将全部药材加水煮 30 分钟，趁热熏洗斑点处，待水温适宜时进行全身泡浴。

方六：

【药材】白蔹 20 克，辛夷 9 克，冬瓜仁 30 克，当归 15 克。

【功效】祛斑养颜。

【用法】当归、辛夷加水煮 30 分钟，白蔹、冬瓜仁研成粉末，倒入药液中调成糊状，早晚敷在斑点处，每次 20 分钟。

手足皲裂

【病因病机】手足皲裂是发生在手足的深浅不一的裂纹。既是一些皮肤病的伴随症状，也可作为一种独立的皮肤病。体力劳动者和寒冷干燥季节多见，皲裂好发于足跟、足跖外侧缘、手掌、手指屈侧等处。损伤深浅不一，可以仅有皮肤干燥、浅表细小裂纹、龟裂，只累及表皮，此时无出血、疼痛等症状。治疗的常用方剂有以下几种：

方一：

【药材】白及、明矾各30克，马勃25克。

【功效】适用于手足皲裂。

【用法】将白及、明矾、马勃全部药材加水煮30分钟，浸泡洗双手双足。

方二：

【药材】白藓皮、地骨皮各30克，王不留行、白矾各15克。

【功效】适用于手足皲裂。

【用法】将白藓皮、地骨皮、王不留行、白矾全部药材加水煮30分钟，浸泡洗双手双足。

方三：

【药材】当归尾、白及各30克，生地黄40克，何首乌50克。

【功效】适用于手足皲裂。

【用法】将全部药材加水煮 30 分钟，浸泡洗双手双足。

方四：

【药材】苍术、白及、地骨皮各 30 克，红花 10 克。

【功效】适用于手足皲裂。

【用法】将苍术、白及、地骨皮、红花全部药材加水煮 30 分钟，浸泡洗双手双足。

方五：

【药材】绿豆 100 克，滑石 10 克，白芷、白附子各 15 克。

【功效】适用于手足皲裂。

【用法】将绿豆、滑石、白芷、白附子全部药材加水煮 30 分钟，浸泡洗双手双足。

方六：

【药材】地骨皮、玄参各 20 克，麦冬 30 克，生地、赤芍各 15 克，红花 10 克。

【功效】适用于手足皲裂。

【用法】将全部药材加水煮 30 分钟，浸泡洗双手双足。

方七：

【药材】地骨皮、紫草各 50 克，白矾各 10 克。

【功效】适用于手足皲裂。

【用法】将地骨皮、紫草、白矾全部药材加水煮 30 分钟，浸泡洗双手双足。

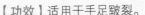

妇科、男科、儿科疾病药浴法

妇科是以诊疗女性妇科病为主的专业科室，分为西医妇科与中医妇科。妇科疾病指女性生殖系统的疾病，包括外阴疾病、阴道疾病、子宫疾病、输卵管疾病、卵巢疾病等。

男科是针对现代男性生活压力大，生殖泌尿系统疾病就诊数量猛增而出现的专门服务男性的特殊科室。是综合性医院的泌尿外科和皮肤（性病）科，专门为男性服务的科室。

儿科是全面研究小儿时期身心发育、保健以及疾病防治的一门临床科学。服务的对象是儿童和青少年。包括儿童保健、新生儿、血液、心血管、呼吸、消化、肾脏、神经和传染病防治等。

少乳

【病因病机】产后乳汁甚少，或逐渐减少，或全无，不能满足宝宝的需求，称为产后缺乳。产后缺乳多发生在产后数天至半个月内，也可发生在整个哺乳期。乳母的精神、情绪、营养状况、休息和劳动及乳腺的发育、胎盘功能和全身情况有密切关系。治疗的常用方剂有以下几种：

方一：

【药材】人参、生黄芪各 30 克，当归 60 克，麦冬 15 克，木通、桔梗各 9 克。

【功效】适用于产后乳汁少。

【用法】将人参、生黄芪、当归、麦冬、木通、桔梗一起加水煮 30 分钟，趁热熏洗乳房。

方二：

【药材】大枣 20 克，党参 10 克，覆盆子 9 克。

【功效】适用于产后乳汁少。

【用法】将药材一起加水煮 30 分钟，趁热熏洗乳房。

方三：

【药材】王不留行、漏芦、僵蚕、穿山甲各 10 克，母丁香 6 克，天花粉 15 克，猪蹄一对。

【功效】适用于产后乳汁少。

【用法】将全部药材加水煮 30 分钟，趁热熏洗乳房。

痛经

【病因病机】痛经是指妇女在经期及其前后，出现小腹或腰部疼痛，甚至痛及腰骶。每随月经周期而发，严重者可伴恶心呕吐、冷汗淋漓、手足厥冷，甚至昏厥，给工作及生活带来不良影响。痛经一般分为原发性痛经与继发性痛经二类。中医认为，痛经是经血不畅、气滞血瘀所致，“不通则痛”是中医最根本的观点。治疗的常用方剂有以下几种：

方一：

【药材】蒲黄、五灵脂、香附、延胡索、当归各20克，赤芍15克，桃仁、没药各10克。

【功效】适用于痛经。

【用法】将蒲黄、五灵脂、香附、延胡索、当归、赤芍、桃仁、没药全部药材加水煮，40分钟后温泡双足。每日1次，每次30分钟。

方二：

【药材】艾叶30克、生姜100克、白酒100毫升。

【功效】活血化瘀止痛。

【用法】将艾叶、生姜、白酒全部药材加水煮，40分钟后温泡双足。每日1次，每次30分钟。

方三：

【药材】白芍、当归各20克，川芎、熟地、白术各

18克，杜仲15克，黄芪10克，饴糖适量。

【功效】温经散寒止痛。

【用法】将白芍、当归、川芎、熟地、白术、杜仲、黄芪、饴糖全部药材一起加水煮，40分钟后温泡双足。每日1次，每次30分钟。

方四：

【药材】肉桂、丁香、乌药、当归各18克，川芎15克，干姜、小茴香各10克，吴茱萸6克。

【功效】活血化瘀止痛。

【用法】将全部药材加水煮，40分钟后再温泡双足。每日1次，每次30分钟。

方五：

【药材】青皮、乌药、益母草各30克，川芎、红花各10克。

【功效】温经散寒止痛。

【用法】将全部药材一起加水煮，40分钟后温泡双足。每日1次，每次30分钟。

方六：

【药材】益母草30克，没药28克，乳香25克，夏枯草20克，香附18克。

【功效】活血化瘀止痛。

【用法】将全部药材一起加水煮，煮约40分钟后再温泡双足。每日1次，每次30分钟。

闭经

【病因病机】中医将闭经称为经闭，多由先天不足，体弱多病，或多产房劳，肾气不足，精亏血少；大病、久病、产后失血，或脾虚生化不足，冲任血少；情态失调，精神过度紧张，或受刺激，气血瘀滞不行；肥胖之人，多痰多湿，痰湿阻滞冲任等引起。治疗的常用方剂有以下几种：

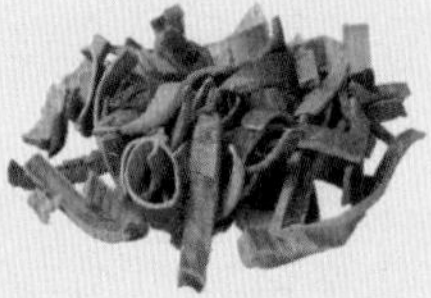

方一：

【药材】益母草 125 克。

【功效】活血调经，祛瘀生新。适用于闭经。

【用法】将药材加水煮 30 分钟，趁热熏洗腹部，再取蚕沙适量炒热，布包熨小腹。

方二：

【药材】吴茱萸（汤泡）、杜仲（炒）、蛇床子、五味子、丁皮（海桐皮）各 50 克，木香、丁香各 25 克。

【功效】适用于下焦虚冷、脐腹疼痛、带下五色、月水崩漏、淋漓不断。

【用法】将全部药材加水煮 30 分钟，趁热熏洗腹部，待水温适宜时进行全身泡浴。

盆腔炎

【病因病机】 盆腔炎是指女性盆腔、生殖器官(包括子宫、输卵管、卵巢)、盆腔腹膜和子宫周围的结缔组织发生炎症，统称为盆腔炎。治疗的常用方剂有以下几种：

方一：

【药材】生地、熟地、苦参、知母各15克，萸肉、茯苓、泽泻、赤芍各10克，甘草5克。

【功效】滋阴补肾，清利温热。

【用法】将全部药材加水煮30分钟，趁热熏洗阴部，待水温适宜时进行全身泡浴。

方二：

【药材】金银花、连翘、红藤、败酱草、赤芍、丹皮各15克，薏苡仁12克，延胡索10克，生甘草6克。

【功效】清热利湿，化瘀止痛。

【用法】将全部药材加水煮30分钟，趁热熏洗阴部，待水温适宜时进行全身泡浴。

方三：

【药材】水牛角粉(冲服)、生地、麦冬、玄参、金银花、连翘、丹参各15克，黄连10克，竹叶心6克。

【功效】清营凉血，透热解毒。

【用法】将全部药材加水煮30分钟，趁热熏洗阴部，待水温适宜时进行全身泡浴。

带下

【病因病机】白带病为中医病名，亦称为带下，是妇女常见病、多发病。白带病是指带下量明显增多，色、质、气味异常，或伴有全身或局部症状。临床表现为白带增多，绵绵不断，腰痛，神疲等，或见赤白相兼，或五色杂下，或脓浊样，有臭气。造成白带病的原因很多，如滴虫性阴道炎、老年性阴道炎、子宫颈糜烂、子宫内膜炎、宫颈癌等。治疗的常用方剂有以下几种：

方一：

【药材】蛇床子、防风、透骨草、苦参、川椒、白蒺藜、黄柏、双花、连翘、槐花各10克。

【功效】适用于带下。

【用法】将蛇床子、防风、透骨草、苦参、川椒、白蒺藜、黄柏、双花、连翘、槐花全部药材加水煮30分钟，倒入盆中，坐浴，每次20分钟。

方二：

【药材】黄柏、焦苍术各10克，椿皮、土茯苓、生薏苡仁、蒲公英各15克，柴胡8克，生龙骨、牡蛎各30克。

【功效】清热利湿止带。

【用法】将黄柏、焦苍术、椿皮、土茯苓、生薏苡仁、蒲公英、柴胡、生龙骨、牡蛎全部药材加水煮30分钟，倒入盆中，坐浴，每次20分钟。

方三：

【药材】生薏苡仁 50 克，忍冬藤、车前草、败酱草、黄柏各 12 克，苍术、红藤各 10 克，怀牛膝、生甘草各 8 克。

【功效】利湿止带。

【用法】将生薏苡仁、忍冬藤、车前草、败酱草、黄柏、苍术、红藤、怀牛膝、生甘草全部药材加水煮 30 分钟，倒入盆中，坐浴，每次 20 分钟。

方四：

【药材】蛇床子、土茯苓各 30 克，白蘚皮、百部各 15 克，黄柏、枯矾、苦参各 10 克。

【功效】清热利湿止带。

【用法】将蛇床子、土茯苓、白蘚皮、百部、黄柏、枯矾、苦参全部药材加水煮 30 分钟，倒入盆中，坐浴，每次 20 分钟。

方五：

【药材】猪苓、茯苓、泽泻、茵陈、赤芍、丹皮各 10 克，车前子（包煎）、栀子各 8 克，黄柏、牛膝各 12 克。

【功效】清热利湿止带。

【用法】将猪苓、茯苓、泽泻、茵陈、赤芍、丹皮、车前子、栀子、黄柏、牛膝全部药材加水煮 30 分钟，倒入盆中，坐浴，每次 20 分钟。

外阴瘙痒

【病因病机】外阴瘙痒是各种不同病变所引起的一种症状，常见原因有外界刺激，外阴局部疾病、全身性疾病、精神因素、饮食因素等。瘙痒多位于阴道内、阴蒂、小阴唇，也可波及大阴唇、会阴甚至肛周等皮损区，常系阵发性发作，也可持续性，一般夜间加剧。治疗的常用方剂有以下几种：

方一：

【药材】蛇床子 50 克，白矾 6 克。

【功效】适用于阴部瘙痒。

【用法】将蛇床子、白矾全部药材加水煮 30 分钟，趁热熏洗患处，每次 20 分钟。

方二：

【药材】马鞭草 30 克，土槿皮 10 克，艾叶 20 克，川椒 6 克。

【功效】适用于阴部瘙痒。

【用法】将马鞭草、土槿皮、艾叶、川椒全部药材加水煮 30 分钟，趁热熏洗患处，每次 20 分钟。

方三：

【药材】蛇床子、苦参、金银花、枯矾各 30 克，川椒 15 克。

【功效】清热解毒。

【用法】将蛇床子、苦参、金银花、枯矾、川椒全部药材加水煮30分钟，趁热熏洗患处，每次20分钟。

方四：

【药材】芒硝25克，苦参、生黄柏各30克，蛇床子、地肤子、白藓皮各20克，川椒15克。

【功效】清热解毒，祛湿止痒。

【用法】将全部药材加水煮30分钟，趁热熏洗患处，每次20分钟。

方五：

【药材】狼牙、蛇床子各100克。

【功效】适用于阴部瘙痒。

【用法】将狼牙、蛇床子全部药材加水煮30分钟，趁热熏洗患处，每次20分钟。

方六：

【药材】龙胆草、栀子各10克，车前草30克。

【功效】清热除湿止痒。

【用法】将龙胆草、栀子、车前草全部药材加水煮30分钟，趁热熏洗患处，每次20分钟。

方七：

【药材】苦参、黄柏各10克，车前子12克。

【功效】除湿止痒。

【用法】将苦参、黄柏、车前子全部药材加水煮30分钟，趁热熏洗患处，每次20分钟。

阴道滴虫病

【病因病机】阴道滴虫病是常见的阴道炎，由阴道毛滴虫所引起，属于妇科病范畴。瘙痒部位主要表现为阴道口及外阴，间或有灼热、疼痛等。滴虫性阴道炎主要表现为：阴道分泌物增多，呈泡沫状，味恶臭，黄绿色，有排尿困难，外阴瘙痒。阴道滴虫的致病力随着虫株及宿主生理状况、免疫力、内分泌以及阴道内细菌或真菌感染程度等而改变。治疗的常用方剂有以下几种：

方一：

【药材】蛇床子30克，花椒10克，白矾15克。

【功效】杀虫止痒。

【用法】将蛇床子、花椒、白矾全部药材加水煮30分钟，趁热熏洗患部，每次20 分钟。。

方二：

【药材】苦参、茯苓、白藓皮各30克，黄柏15克。

【功效】杀虫止痒。

【用法】将全部药材加水煮30分钟，趁热熏洗患处，每次20分钟。

方三：

【药材】苦参、菊花各60克，蛇床子、金银花各30克，黄柏、地肤子各15克，石菖蒲10克。

【功效】杀虫止痒，除湿。

【用法】将全部药材加水煮30分钟，趁热熏洗患处，每次20分钟。

方四：

【药材】生百部、野菊花各15克，川柏、土槿皮各12克，韭菜20根。

【功效】清热解毒，除湿止痒。

【用法】将生百部、野菊花、川柏、土槿皮、韭菜全部药材加水煮30分钟，倒入盆中，坐浴，每次20分钟。

方五：

【药材】苦参70克，桃树叶、柳树叶、贯众各50克，蛇床子30克。

【功效】除湿止痒。

【用法】将全部药材加水煮30分钟，倒入盆中，坐浴，每次20分钟。

方六：

【药材】狼毒、苦参、蛇床子、银花、地肤子、艾叶、土槿皮、滑石各30克，黄柏、连翘各20克。

【功效】清热解毒，杀虫止痒。

【用法】将狼毒、苦参、蛇床子、银花、地肤子、艾叶、土槿皮、滑石、黄柏、连翘全部药材加水煮30分钟，倒入盆中，坐浴，每次20分钟。

乳腺增生

【病因病机】乳腺增生即乳腺小叶增生，是乳腺的常见良性病变。中年妇女多见，它不是炎症，更不是肿瘤，而是机体对内分泌不平衡所起的生理性反应。乳腺增生真正的发病原因还不明确，目前多认为与内分泌失调及精神、环境因素等有关。治疗的常用方剂有以下几种：

方一：

【药材】香附20克，路路通30克，郁金10克，金橘叶15克。

【功效】适用于乳腺增生。

【用法】将全部药材加水煮30分钟，趁热熏洗乳房。

方二：

【药材】党参30克，茯苓12克 ，炒白术、川芎、当归、熟地、醋香附、枳壳、乌药、延胡索、青皮、陈皮、肉桂、赤芍、姜厚朴、炙甘草各10克。

【功效】适用于乳腺增生。

【用法】将全部药材加水煮30分钟，趁热熏洗乳房。

方三：

【药材】白芍40克 ，炙甘草、海藻各8克，黑附片10克（先煎）。

【功效】适用于乳腺增生。

【用法】将全部药材加水煮30分钟，趁热熏洗乳房。

遗尿

【病因病机】遗尿，又称“尿床”，是指3岁以上的小儿在睡眠中不知不觉地将小便尿在床上。3岁以下的小儿由于正常的排尿习惯尚未养成，而产生尿床者不属于病理现象。中医认为，儿童遗尿，多为先天肾气不足，下元虚冷所致。如肾与膀胱之气俱虚，不能制约水道，因而发生遗尿。各种疾病引起的脾肺虚损，气虚下陷，也可以出现遗尿症。治疗的常用方剂有以下几种：

方一：

【药材】金樱子、生牡蛎、鹿角霜各15克，核桃仁5枚，当归20克。

【功效】适用于遗尿。

【用法】将金樱子、生牡蛎、鹿角霜、核桃仁、当归全部药材加水煮30分钟，水温适宜时进行足浴，每日25分钟以上。

方二：

【药材】川续断、狗脊、女贞子各30克，党参、茯苓各20克，甘草5克。

【功效】适用于遗尿。

【用法】将川续断、狗脊、女贞子、党参、茯苓、甘草全部药材加水煮，40分钟后温泡双足。每日1次，每次30分钟。

乳痈

【病因病机】乳痈系指乳房红肿热痛，乳汁排出不畅，以致结脓成痈的急性化脓性病症。多发于产后哺乳的产妇，尤其是初产妇更为多见。治疗的常用方剂有以下几种：

方一：

【药材】葱白25克。

【功效】通阳行气，通络止痛。

【用法】葱白切细后加入适量热水，熏洗患侧乳房。

方二：

【药材】葱白500克，麦芽50克。

【功效】行气通络。

【用法】将葱白、麦芽全部药材加水煮30分钟，趁热熏洗患侧乳房。

方三：

【药材】金银花、野菊花、蒲公英各20克。

【功效】清热解毒，通络止痛。

【用法】将全部药材加水煮30分钟，趁热熏洗患侧乳房。

方四：

【药材】红藤60克，蒲公英、败酱草、全瓜蒌各30克，大青叶、茵陈、萹蓄、淡豆豉、知母、柴胡、川贝母、土鳖虫、炒蒲黄各10克，王不留行、夏枯草各20克，三七粉3克，薤白12克，水蛭6克。
【功效】清湿排毒，通瘀活络。
【用法】将全部药材加水煮30分钟，趁热熏洗患侧乳房。

方五：

【药材】蒲公英150克，金银花15克 ，黄酒2杯。
【功效】清热解毒，通络止痛。
【用法】将蒲公英、金银花、黄酒全部药材加水煮30分钟，趁热熏洗患侧乳房。

方六：

【药材】金银花、忍冬藤、夏枯草、天花粉、瓜蒌皮各15克，蒲公英、柴胡、白芷、浙贝母、川楝子各10克，青皮、陈皮各6克。
【功效】清热解毒，通络止痛。
【用法】将全部药材加水煮30分钟，趁热熏洗患侧乳房。

方七：

【药材】牛蒡子、柴胡、青皮、陈皮、黄芩、栀子、天花粉、皂角刺各10克，瓜蒌15克，金银花30克，连翘12克，生甘草6克。
【功效】清热解毒，通络止痛。
【用法】将全部药材加水煮30分钟，趁热熏洗患侧乳房。

乳癖

【病因病机】乳癖是以乳房有形状大小不一的肿块，与月经周期相关为主要表现的乳腺组织的良性增生性疾病。本病多与情志内伤、忧思恼怒有关。治疗的常用方剂有以下几种：

方一：

【药材】茯苓30克，陈皮、炮穿山甲、昆布、海藻、醋延胡索、川楝子各15克，柴胡 12克，甘草6克，夏枯草、土贝母各20克，水蛭、三棱、莪术各5克。

【功效】适用于乳癖。

【用法】将全部药材加水煮30分钟，趁热熏洗患侧乳房。

方二：

【药材】丹参、麦芽各18克，白芍、何首乌、淮山药各12克，当归、党参、香附各9克，女贞子15克。

【功效】疏肝养血，通络化痰。

【用法】将全部药材加水煮30分钟，趁热熏洗患侧乳房。

方三：

【药材】柴胡、青皮、全瓜蒌、王不留行、枳壳各10克，紫丹参、橘核、蒲公英、赤芍各15克，橘叶7～9克（鲜者为佳）。

【功效】行气止痛，消癖。

【用法】将柴胡、青皮、全瓜蒌、王不留行、枳壳、紫丹参、橘核、蒲公英、赤芍、橘叶全部药材加水煮30分钟，趁热熏洗患侧乳房。

方四：

【药材】当归12克，瓜蒌30克，乳香、没药、甘草各3克，橘核、荔核各15克。

【功效】适用于乳癖。

【用法】将当归、瓜蒌、乳香、没药、甘草、橘核、荔核全部药材加水煮30分钟，趁热熏洗患侧乳房。

方五：

【药材】蒲公英、金银花、夏枯草各15克 ，土贝母9克，白酒2碗。

【功效】适用于乳癖。

【用法】将蒲公英、金银花、夏枯草、土贝母、白酒全部药材加水煮30分钟，趁热熏洗患侧乳房。

方六：

【药材】人参、白术（炒黄）、熟地黄、桔梗各6克，茯苓、白芍药各5克，甘草（炙）、当归身、香附、橘皮各3克，川芎4克，黄芪、贝母各9克，生姜3片。

【功效】适用于乳癖。

【用法】将全部药材加水煮30分钟，趁热熏洗患侧乳房。

更年期综合征

【病因病机】更年期是指妇女从生育期向老年期过渡的一段时期，是卵巢功能逐渐衰退的时期。始于40岁，历时10～20年，绝经是重要标志。在此期间，因性激素分泌量减少，出现以自主神经功能失调为主的症候群，称更年期综合征。本病在营养不良、精神情绪不稳定及手术、放射治疗使卵巢功能丧失，雌激素水平下降迅速者发病率高，且症状亦较严重。目前治疗效果较好。治疗的常用方剂有以下几种：

方一：

【药材】柴胡6克，龙骨、牡蛎各30克，生大黄、黄芪、川桂枝、制半夏各9克，炙甘草3克。

【功效】适用于更年期综合征。

【用法】将柴胡、龙骨、牡蛎、生大黄、黄芪、川桂枝、制半夏、炙甘草全部药材加水煮30分钟，待水温适宜时进行全身泡浴。

方二：

【药材】仙茅、知母、淫羊藿、黄柏皮各10克，当归6克，巴戟天15克，红糖、白糖各30克。

【功效】适用于更年期综合征。

【用法】将仙茅、知母、淫羊藿、黄柏皮、当归、巴戟天、红糖、白糖全部药材加水煮30分钟，待水温适宜时进行全身泡浴。

方三：

【药材】玄参、丹参、党参、柏子仁、酸枣仁、茯苓、浮小麦、白芍各10克，生地、熟地各12克，当归3克，延胡索6克，龙骨、牡蛎各15克，五味子、桔梗、天冬、麦冬、远志各5克。

【功效】适用于更年期综合征。

【用法】将全部药材加水煮30分钟，待水温适宜时进行全身泡浴。

方四：

【药材】黄连3克，麦冬、白芍、白薇、丹参各9克，龙骨15克，枣仁9克。

【功效】适用于更年期综合征。

【用法】将黄连、麦冬、白芍、白薇、丹参、龙骨、枣仁全部药材加水煮30分钟，待水温适宜时进行全身泡浴。

方五：

【药材】郁金、三棱、莪术、大黄、肉苁蓉、巴戟天各10克，丹参30克。

【功效】适用于更年期综合征。

【用法】将郁金、三棱、莪术、大黄、肉苁蓉、巴戟天、丹参全部药材加水煮30分钟，待水温适宜时进行全身泡浴。

不孕症

【病因病机】不孕症是指以育龄期女子婚后或末次妊娠后，夫妇同居2年以上，男方生殖功能正常，未避孕而不受孕为主要表现的疾病。不孕症发病率的递增趋势可能与晚婚、晚育、人工流产、性传播疾病等相关。常见的有卵巢性不孕、外阴阴道性不孕、宫颈性不孕、子宫性不孕、输卵管性不孕、染色体异常性不孕、免疫性不孕。治疗的常用方剂有以下几种：

方一：

【药材】大附子、大茴香、小茴香、公丁香、母丁香、木香、升麻、五味子、甘遂各3克，沉香、麝香各0.5克，艾叶5克。

【功效】温经暖宫，通脉消痞。适用于宫寒不孕症。

【用法】将全部药材加水煮30分钟，趁热熏洗腹部，待水温适宜时进行全身泡浴。

方二：

【药材】泽兰、当归、红花、赤芍、丹参、香附、茺蔚子各10克。

【功效】活血化瘀，行气通滞。适用于继发性经闭、排卵不畅所致的不孕症。

【用法】将全部药材加水煮30分钟，趁热熏洗腹部，待水温适宜时进行全身泡浴。

阳痿

【病因病机】阳痿是指男性在性生活时，阴茎不能勃起或勃起不坚或坚而不久，不能完成正常性生活，或阴茎根本无法插入阴道进行性交。阳痿又称“阳事不举”等，是最常见的男子性功能障碍性疾病。勃起功能障碍根据发病原因，可分为心理性勃起功能障碍和器质性勃起功能障碍。器质性勃起功能障碍主要包括血管性、神经性、内分泌性、糖尿病性、阴茎海绵体纤维化性等。治疗的常用方剂有以下几种：

方一：

【药材】菟丝子、何首乌各30克，枸杞子40克，淫羊藿10克，阳起石15克。

【功效】温肾壮阳。

【用法】将阳起石先煎30分钟，然后去渣加入其余药物煎煮30分钟，趁热用毛巾蘸取药液擦洗小腹部，每次20分钟，每日2次。

方二：

【药材】巴戟天、淫羊藿、金樱子、葫芦巴各20克，阳起石25克，柴胡15克。

【功效】温肾壮阳。

【用法】将阳起石先煎30分钟，然后去渣加入其余药物煎煮30分钟，趁热用毛巾蘸取药液擦洗小腹部，每次20分钟，每日2次。

方三：

【药材】蛇床子 20 克，菟丝子 15 克，淫羊藿 25 克。

【功效】温肾壮阳。

【用法】将蛇床子、菟丝子、淫羊藿全部药材加水煮 30 分钟，趁热熏洗腹部，待水温适宜时进行全身泡浴。

方四：

【药材】丁香、肉桂、露蜂房、川椒、煅牡蛎、吴茱萸、马兰花、蛇床子、桃仁、红花、木鳖子、硫黄、干姜各 30 克。

【功效】温阳散寒，活血通络。

【用法】将全部药材加水煮 30 分钟，趁热熏洗阴部、腹部，待水温适宜时进行全身泡浴。

方五：

【药材】苦参、蛇床子各 60 克，黄柏、龙胆草、荆芥、海风藤各 30 克，百部、白蘚皮、夜交藤各 15 克。

【功效】适用于阳痿伴阴囊发痒及湿疹者。

【用法】将全部药材加水煮 30 分钟，趁热熏洗阴部，待水温适宜时进行全身泡浴。

方六：

【药材】菟丝子、蛇床子、韭菜子、棉花子、仙茅、淫羊藿、巴戟天、阳起石、补骨脂、大小茴香各 10 克。

【功效】温肾壮阳。

【用法】将全部药材加水煮 30 分钟，趁热熏洗阴部，待水温适宜时进行全身泡浴。

早泄

【病因病机】早泄是指阴茎插入阴道后，在女性尚未达到性高潮，或尚未插入阴道，提早射精而出现的性交不和谐障碍。治疗的常用方剂有以下几种：

方一：

【药材】蛇床子、五倍子各20克，淫羊藿30克。

【功效】适用于早泄。

【用法】将全部药材加水煮30分钟，待水温适宜时浸泡阴茎30分钟，同时用拇指、示指、中指垂直挤压阴茎龟头30次，使阴茎胀大。一周3次。

方二：

【药材】生姜10克，麻椒20克。

【功效】适用于早泄。

【用法】将全部药材加水煮30分钟，待水温适宜时浸泡阴茎30分钟，同时用拇指、示指、中指垂直挤压阴茎龟头30次，使阴茎胀大。一周3次。

方三：

【药材】熟地、山茱萸各20克，山药、泽泻、茯苓各15克，丹皮、乌梅肉各9克。

【功效】适用于早泄。

【用法】将全部药材加水煮30分钟，趁热熏洗阴部，待水温适宜时进行全身泡浴。

厌食

【病因病机】小儿厌食症是指长期的食欲减退或消失，以食量减少为主要症状，是一种慢性消化功能紊乱综合征，是儿科常见病、多发病，1～6岁小儿多见，且有逐年上升趋势。严重者可导致营养不良、贫血、佝偻病及免疫力低下，出现反复呼吸道感染，对儿童生长发育、营养状态和智力发育也有不同程度的影响。治疗的常用方剂有以下几种：

方一：

【药材】槟榔40克，高良姜20克。

【功效】适用于小儿厌食症。

【用法】将槟榔、高良姜全部药材加水煮30分钟，趁热洗浴腹部，待水温适宜时进行全身泡浴。

方二：

【药材】连翘、橘皮各40克，土茯苓20克。

【功效】适用于小儿厌食症。

【用法】将连翘、橘皮、土茯苓全部药材加水煮30分钟，待水温适宜时进行全身泡浴。

方三：

【药材】藿香、吴茱萸、山药、车前子、木香、丁香各10克。

【功效】适用于小儿厌食症。

【用法】将藿香、吴茱萸、山药、车前子、木香、丁香全部药材加水煮30分钟，待水温适宜时进行全身泡浴。

方四：

【药材】茯苓、藿香、焦曲、焦谷、稻芽各10克，木香、川厚朴、川黄连、砂仁、鸡内金各3克，栀子6克。

【功效】适用于小儿厌食症。

【用法】将全部药材加水煮30分钟，待水温适宜时进行全身泡浴。

方五：

【药材】沙参、麦冬、扁豆、玉竹、天花粉各10克，山楂、麦芽、鸡内金各7.5克，百合15克。

【功效】适用于小儿厌食症。

【用法】将全部药材加水煮30分钟，待水温适宜时进行全身泡浴。

方六：

【药材】北条参10克，炒白术、炒枳壳、乌梅各6克，炒扁豆、炒薏苡仁、槟榔、莲米各8克，焦三仙18克，砂仁、胡黄连各3克。

【功效】适用于小儿厌食症。

【用法】将全部药材加水煮30分钟，待水温适宜时进行全身泡浴。

儿童泄泻

【病因病机】婴幼儿泄泻，即小儿消化不良，是儿科常见病、多发病。以夏秋季节多发，症状为：大便次数每天数次至十几次，呈稀糊状、蛋花汤样或水样，伴泡沫或带奶块，有时候伴有轻度的呕吐。中医学认为，脾胃为后天之本，主运化水谷和输布精微，为气血生化之源。小儿对疾病的抵抗力较差，寒暖不能自调，易为饮食所伤，故以脾胃病症较为多见。治疗的常用方剂有以下几种：

方一：

【药材】黄芪、白术、藿香、佩兰各15克。

【功效】补脾益气，甘温除热。

【用法】将黄芪、白术、藿香、佩兰全部药材加水煮30分钟，水温适宜时进行足浴，每日25分钟以上。

方二：

【药材】覆盆子、菟丝子、桑蛸、海蛸、乌梅各30克。

【功效】适用于儿童泄泻。

【用法】将覆盆子、菟丝子、桑蛸、海蛸、乌梅全部药材加水煮30分钟，水温适宜时进行足浴，每日25分钟以上。

方三：

【药材】凤尾草、仙鹤草、车前草、茯苓、炒山药各

15克，泽泻10克，甘草3克，木香1克。

【功效】适用于儿童泄泻。

【用法】将全部药材加水煮，40分钟后温泡双足。每日1次，每次30分钟。

方四：

【药材】苍术、吴茱萸各15克，丁香10克，肉桂5克，胡椒15粒。

【功效】适用于儿童泄泻。

【用法】将苍术、吴茱萸、丁香、肉桂、胡椒全部药材加水煮30分钟，水温适宜时进行足浴，每日25分钟以上。

方五：

【药材】党参、白术、炙黄芪各3克，茯苓4克。

【功效】适用于儿童泄泻。

【用法】将党参、白术、炙黄芪、茯苓全部药材加水煮，40分钟后温泡双足。每日1次，每次30分钟。

方六：

【药材】莱菔子9克，鸡内金、山药各6克，白糖适量。

【功效】适用于儿童泄泻。

【用法】将莱菔子、鸡内金、山药、白糖全部药材加水煮，40分钟后温泡双足。每日1次，每次30分钟。

小儿发热

【病因病机】小儿发热，是由于致热源的作用使体温升高（超过0.5℃）。判定是否发热，最好是和自己平时同样条件下的体温相比较。如不知自己原来的体温，则腋窝体温（检测5分钟）超过37.4℃可定为发热。引起发热的原因很多，最常见的是感染，其次是结缔组织病、恶性肿瘤等。治疗的常用方剂有以下几种：

方一：

【药材】葱白150克，生姜50克，苏叶、羌活、防风、白芷、前胡、桔 梗、陈皮、甘草、茯苓、杏仁各15克，麻黄、荆芥、桂枝各9克。

【功效】适用于发热。

【用法】将全部药材加水煮30分钟，待水温适宜时进行全身泡浴。

方二：

【药材】生姜、大蒜各50克，桂枝、白芍、甘草各25克，杏仁15克，大枣30枚。

【功效】适用于发热。

【用法】将全部药材加水煮30分钟，待水温适宜时进行全身泡浴。

方三：

【药材】香薷、藿香、扁豆、金银花、连翘各40克，木棉花、丝瓜络各20克，厚朴、甘草各10克。

【功效】适用于发热。

【用法】将全部药材加水煮30分钟，待水温适宜时进行全身泡浴。

方四：

【药材】紫苏叶、生姜各10克，陈皮12克，红糖20克。

【功效】适用于发热。

【用法】将紫苏叶、生姜、陈皮、红糖全部药材加水煮30分钟，待水温适宜时进行全身泡浴。

方五：

【药材】荆芥、紫苏叶各10克，生姜15克，红糖20克。

【功效】适用于发热。

【用法】将荆芥、紫苏叶、生姜、红糖全部药材加水煮30分钟，待水温适宜时进行全身泡浴。

方六：

【药材】金银花15克，竹叶9克，桑叶6克，甘蔗100克，白糖20克，白萝卜120克。

【功效】适用于发热。

【用法】将金银花、竹叶、桑叶、甘蔗、白糖、白萝卜全部药材加水煮30分钟，待水温适宜时进行全身泡浴。

皮肤感染

【病因病机】皮肤感染，是细菌和真菌感染性皮肤病，患者病情有轻有重，轻的易治疗，严重的不易治疗。常见的皮肤感染细菌是金黄色葡萄球菌，临床上表现为皮肤疖痈、坏疽、蜂窝组织炎、毛囊炎等。另外，真菌感染包括各种皮肤癣菌病和皮肤黏膜念珠菌病，如外阴炎、甲沟炎等。治疗的常用方剂有以下几种：

方一：

【药材】地肤子、苦参、百部各 30 克，艾叶 15 克，枯矾 6 克。

【功效】小儿皮肤病。

【用法】将地肤子、苦参、百部、艾叶、枯矾全部药材加水煮 30 分钟，待水温适宜时进行全身泡浴；或者用 50℃药液擦洗患处 3~4 次。

方二：

【药材】土槿皮、苦参、百部、大黄各 30 克，枯矾 10 克。

【功效】小儿皮肤病。

【用法】将土槿皮、苦参、百部、大黄各 30 克，枯矾全部药材加水煮 30 分钟，趁热熏洗患处。

方三：

【药材】王不留行、当归尾各 30 克，白蒺藜 50 克，浮萍 20 克，黄精 10 克。

【功效】小儿皮肤病。

【用法】将王不留行、当归尾、白蒺藜、浮萍、黄精全部药材加水煮 30 分钟，待水温适宜时进行全身泡浴；或者用 50℃药液擦洗患处 3~4 次。

方四：

【药材】路路通、苍术各 50 克，百部 30 克，艾叶 15 克，枯矾 10 克。

【功效】小儿皮肤病。

【用法】将路路通、苍术、百部、艾叶、枯矾全部药材加水煮 30 分钟，待水温适宜时进行全身泡浴；或者用 50℃药液擦洗患处 3~4 次。

方五：

【药材】干葛根 50 克，明矾 15 克，苍耳子 10 克，苦参 30 克。

【功效】小儿皮肤病。

【用法】将干葛根、明矾、苍耳子、苦参全部药材加水煮 30 分钟，趁热熏洗患处。

方六：

【药材】银翘、连翘、六一散（包）、车前子、紫花地丁各 10 克，黄花地丁 15 克。

【功效】小儿皮肤病。

【用法】将全部药材加水煮 30 分钟，趁热熏洗患处。

流行性腮腺炎

【病因病机】流行性腮腺炎，俗称“痄腮”“流腮”，是儿童和青少年中常见的呼吸道传染病，多见于4~15岁的儿童和青少年，亦可见于成人，好发于冬、春季。本病由感染腮腺炎病毒所引起，该病毒主要侵犯腮腺，也可侵犯各种腺组织、神经系统及肝、肾、心脏、关节等器官。除腮腺肿痛外，还可引起脑膜脑炎、睾丸炎、胰腺炎、卵巢炎等疾病。治疗的常用方剂有以下几种：

方一：

【药材】板蓝根30克，夏枯草20克，白糖适量。

【功效】清热解毒，凉血散结。

【用法】将板蓝根、夏枯草、白糖全部药材加水煮30分钟，趁热熏洗患处。

方二：

【药材】生石膏50克，黄芩、连翘、夏枯草各10克。

【功效】适用于流行性腮腺炎。

【用法】将生石膏、黄芩、连翘、夏枯草全部药材加水煮30分钟，趁热熏洗患处，每次30分钟。

方三：

【药材】吴茱萸9克，虎杖5克，紫花地丁6克，胆南星3克。

【功效】适用于流行性腮腺炎。

【用法】将吴茱萸、虎杖、紫花地丁、胆南星全部药材加水煮 30 分钟，趁热熏洗患处，每次 30 分钟。

方四：

【药材】龙胆草、连翘、板蓝根、蒲公英、夏枯草各 9 克，甘草 3 克，山栀子、黄芩各 6 克。

【功效】清热解毒。

【用法】将龙胆草、连翘、板蓝根、蒲公英、夏枯草、甘草、山栀子、黄芩全部药材加水煮 30 分钟，趁热熏洗患处，每次 30 分钟。

方五：

【药材】板蓝根 25 克，连翘 15 克，牛蒡子、僵蚕各 10 克，黄芩、金银花、天花粉各 12 克，甘草 5 克。

【功效】清热解毒，疏风消肿。

【用法】将板蓝根、连翘、牛蒡子、僵蚕、黄芩、金银花、天花粉、甘草全部药材加水煮 30 分钟，趁热熏洗患处，每次 30 分钟。

方六：

【药材】吴茱萸 15 克，生大黄 12 克，川黄连 8 克，胆南星 4 克。

【功效】解毒清热，活血化瘀。

【用法】将吴茱萸、生大黄、川黄连、胆南星全部药材加水煮 30 分钟，趁热熏洗患处，每次 30 分钟。

骨伤科疾病药浴法

中医骨伤科学是研究防治人体皮肉、筋骨、气血、脏腑经络损伤与疾患的一门科学。在古代属“折疡”“金镞”等范畴。历史上有“金疡”“接骨”“正骨”“伤科”等不同称谓。中医骨伤科学历史悠久，是我国各族人民治疗外伤疾患的经验总结，并形成了丰富的理论体系，现已成为一门独立的学科，是中国医学的重要组成部分。药浴对于骨伤科疾病的治疗有着很好的效果。

腰肌劳损

【病因病机】腰肌劳损，为临床常见病、多发病。其发病因素较多，治疗的常用方剂有如下几种：

方一：

【药材】青风藤、黄芪、黑豆各50克。

【功效】适用于腰肌劳损。

【用法】将青风藤、黄芪、黑豆全部药材加水煮30分钟，趁热熏洗患处。每日2次，每次20分钟。

方二：

【药材】当归12克，川芎12克，木瓜12克，牛膝12克，红花6克，乳香12克，全蝎70个，肉桂15克，杜仲9克，金银花15克，乌梅12克，陈皮12克，甘草15克。

【功效】适用于腰肌劳损。

【用法】将全部药材加水煮30分钟，趁热熏洗患处。每日2次，每次20分钟。

方三：

【药材】党参、黄芪、当归各31克，杜仲24克，川续断18克，牛膝、延胡索各15克。

【功效】适用于腰肌劳损。

【用法】将全部药材加水煮30分钟，趁热熏洗患处。每日2次，每次20分钟。

肩周炎

【病因病机】肩周炎是肩关节周围肌肉、肌腱、滑囊和关节囊等软组织的慢性无菌性炎症。炎症导致关节内外粘连，从而影响肩关节的活动。其病变特点为疼痛广泛、功能受限、压痛。肩周炎的全称是肩关节周围炎，本病好发于50岁左右的人，故又称“五十肩”。因患病以后，肩关节不能运动，仿佛被冻结或凝固，故称“冻结肩”“肩凝症”。治疗的常用方剂有以下几种：

方一：

【药材】白芍250克，大条蜈蚣10条，全蝎20克，姜黄15克，黄芪 40克，土鳖虫10克。

【功效】适用于肩周炎。

【用法】将白芍、蜈蚣、全蝎、姜黄、黄芪、土鳖虫全部药材加水煮30分钟，趁热熏洗肩周，待水温适宜时进行全身泡浴。

方二：

【药材】地龙（炒）500克，马钱子（制）、红花各350克，汉防己、乳香（醋炒），没药（醋炒）、骨碎补（制）、五加皮各150克。

【功效】解痉镇痛。适用于肩周炎。

【用法】将全部药材加水煮30分钟，趁热熏洗肩周，待水温适宜时进行全身泡浴。

腰椎间盘突出症

【病因病机】腰椎间盘突出症是骨伤科的常见病、多发病。主要是因为腰椎间盘各部分（髓核、纤维环及软骨板），尤其是髓核，有不同程度的退行性改变后，在外界因素的作用下，椎间盘的纤维环破裂，髓核组织从破裂之处突出（或脱出）于后方或椎管内，导致相邻的组织，如脊神经根、脊髓等遭受刺激或压迫，从而产生腰部疼痛，表现为一侧下肢或双下肢麻木、疼痛等一系列临床症状。治疗的常用方剂有以下几种：

方一：

【药材】乌梢蛇12克，蜈蚣10克，全蝎5克，细辛6克。

【功效】适用于腰椎间盘突出症。

【用法】将乌梢蛇、蜈蚣、全蝎、细辛全部药材加水煮30分钟，趁热熏洗腰部，待水温适宜时进行全身泡浴。

方二：

【药材】独活、党参、川续断、菟丝子、桂枝、仙茅、淫羊藿、狗脊、黑芝麻各12克，桑寄生、鸡血藤、黄芪、青风藤各20克，甘草10克。

【功效】适用于腰椎间盘突出症。

【用法】将全部药材加水煮30分钟，趁热熏洗腰部，待水温适宜时进行全身泡浴。

软组织损伤

【病因病机】软组织损伤是指各种急性外伤或慢性劳损等原因造成人体的皮肤、肌肉、肌腱、腱鞘、韧带、关节囊、滑膜囊、椎间盘、周围神经血管等组织的病理损害，称为软组织损伤。治疗的常用方剂有以下几种：

方一：

【药材】伸筋草、寻骨风、透骨草、路路通、甘松各30克。

【功效】祛风除湿，化瘀通络，舒筋止痛。

【用法】将全部药材加水煮30分钟，趁热熏洗患处。每日2次，每次20分钟。

方二：

【药材】川乌、草乌、苍术、独活、桂枝、防风、艾叶、花椒、刘寄奴、红花、透骨草、伸筋草各10克。

【功效】活血散瘀，消肿止痛或温经散寒，活血通络。

【用法】将全部药材加水煮30分钟，趁热熏洗患处。每日2次，每次20分钟。

方三：

【药材】茜草根200克，川乌100克。

【功效】消炎散瘀。适用于软组织损伤。

【用法】将茜草根、川乌全部药材加水煮30分钟，趁热熏洗患处。每日2次，每次20分钟。

踝关节扭伤

【病因病机】在外力作用下，关节骤然向一侧活动而超过其正常活动度时，引起关节周围软组织如关节囊、韧带、肌腱等发生撕裂伤，称为关节扭伤。轻者仅有部分韧带纤维撕裂，重者可使韧带完全断裂或韧带及关节囊附着处的骨质撕脱，甚至发生关节脱位。关节扭伤日常最为常见，其中以踝关节最多见，其次为膝关节和腕关节。治疗的常用方剂有以下几种：

方一：

【药材】五倍子（炒黄）50克，栀子（微炒）30克，石膏20克。

【功效】适用于踝关节扭伤。

【用法】将五倍子、栀子、石膏全部药材共研为细末，用蜂蜜、醋、酒少许调成糊状，涂敷患处。间日换药1次。

方二：

【药材】乳香、没药、鹿角霜、桑白皮各300克，白芷、姜黄各150克，大黄250克，川椒60克，冰片、凡士林、老陈醋适量。

【功效】适用于踝关节扭伤。

【用法】将上药研末混匀，加入凡士林及老陈醋搅拌成糊状，摊于纱布上，冰片适量研细，贴于患处，外用塑料薄膜包扎，用绷带固定，隔日1次。

跌打损伤

【病因病机】跌打损伤包括刀枪、跌仆、殴打、闪挫、刺伤、擦伤、运动损伤等，伤处多有疼痛、肿胀、出血或骨折、脱臼等，也包括一些内脏损伤，在此主要以软组织损伤为主。如果只损伤了软组织，适当的时候采用中草药熏洗，有益于缓解症状。治疗的常用方剂有以下几种：

方一：

【药材】伸筋草、透骨草、香樟木各30克，甘松、山柰各9克。

【功效】通利关节，温经通络，活血祛风。适用于四肢损伤。

【用法】将伸筋草、透骨草、香樟木、甘松、山柰全部药材加水煮30分钟，趁热熏洗患处。每日2次，每次20分钟。

方二：

【药材】苏木、丹参各15克，红花、羌活、威灵仙、五加皮各9克，乳香、没药各6克。

【功效】活血化瘀，消肿止痛。适用于一切陈旧性损伤、疼痛不止者。

【用法】将全部药材加水煮30分钟，趁热熏洗患处。每日2次，每次20分钟。

外伤血肿

【病因病机】外伤血肿，是由于种种外力作用，导致血管破裂、溢出的血液分离周围组织，形成充满血液的腔洞。多因瘀血留滞，血化为水所致。症状表现为：四肢水肿，皮肉间有红丝血痕，或少腹胀痛拒按，小便清长等。治疗的常用方剂有以下几种：

方一：

【药材】鲜鱼腥草100克。

【功效】适用于外伤后局部血肿，疼痛难忍，或伴微微发热者。

【用法】把鱼腥草在米泔水中浸泡5分钟，再捣烂如泥状，敷于血肿部位，用纱布包扎固定，每天换药1次即可。

方二：

【药材】五倍子、赤小豆各20克，醋适量。

【功效】适用于外伤性瘀血。

【用法】把五倍子、赤小豆研细末，醋调外敷患处。

方三：

【药材】羊角或牛角50克，白酒适量。

【功效】适用于外伤血肿性肌炎。

【用法】焙黄牛角或羊角，布包蘸酒敷患处，每日换1～2次。

足跟痛

【病因病机】足跟痛即由足跟骨质增生引起，其症状是足跟压痛，走路时脚跟不敢用力，有石硌、针刺的感觉，活动开后，症状减轻。足跟骨质增生的形成多由于足跟长时间的负重和磨损有关。当足跟关节出现磨损、破坏后，人体自身会进行自我的修复，硬化与增生，从而形成足跟骨质增生。治疗的常用方剂有以下几种：

方一：

【药材】夏枯草 50 克，食醋 1000 毫升。

【功效】适用于足跟骨质增生。

【用法】将夏枯草浸泡在食醋里面密封好，浸泡 24 小时之后把药液煮沸进行泡脚，每日早晚各 1 次，每次 20 分钟。

方二：

【药材】川芎 45 克。

【功效】适用于足跟骨质增生。

【用法】将川芎研末，分装在薄布袋里，每布袋装药末 15 克。把药袋放在鞋里，直接与足跟痛处接触，每次用药 1 袋，每天换 1 次，药袋可交替使用，换下的药袋晒干后仍可再用。

网球肘

【病因病机】网球肘又叫“肱骨外上髁炎”，是一种常见的慢性劳损性疾病。此病多因肱骨外上髁伸腕肌群起点处反复过度牵拉，引起挫伤或部分纤维撕裂，从而使肱骨外上髁发生创伤性炎症，并常累及关节、滑囊等组织，引发疼痛及功能障碍。主要症状是肘外侧(肱骨外上髁)疼痛和压痛，严重者涉及整个前臂。患者握力下降，伸腕动作可引发或加剧疼痛。治疗的常用方剂有以下几种：

方一：

【药材】透骨草、伸筋草、桂枝、花椒、红花、当归、白芷各 10 克，干姜 15 克。

【功效】适用于网球肘。

【用法】将透骨草、伸筋草、桂枝、花椒、红花、当归、白芷、干姜全部药材加水煮 30 分钟，趁热熏洗患处。每日 2 次，每次 20 分钟。

方二：

【药材】当归 18 克，丹参 30 克，鸡血藤 21 克，制乳香、制没药各 9 克，香附、延胡索各 12 克，透骨草 30 克。

【功效】活血化瘀，行气通络。

【用法】将全部药材加水煮 30 分钟，趁热熏洗患处。每日 2 次，每次 20 分钟。

腱鞘炎

【病因病机】腱鞘炎是在手上肌腱和壳板交界的地方形成的炎症，属于非细菌性的炎症。腱鞘则是指包绕肌腱的鞘状结构，将肌腱固定在骨膜上，防止肌腱弹起或向两侧滑移，肌腱长期在此过度摩擦，即可发生肌腱和腱鞘的损伤性炎症，引致肿胀、压迫症状。治疗的常用方剂有以下几种：

方一：

【药材】桂枝、紫苏叶各 15 克，伸筋草 20 克，麻黄、红花各 8 克，透骨草、鲜桑枝各 30 克。

【功效】除湿散寒，活血通络，消肿止痛。适用于腱鞘炎。

【用法】将全部药材加水煮 30 分钟，趁热熏洗患处。每日 2 次，每次 20 分钟。

方二：

【药材】川乌、草乌、艾叶、薄荷各 20 克，川芎、川续断、当归、伸筋草、威灵仙、青风藤、姜黄各 30 克，桂枝 25 克。

【功效】化瘀通络，温经止痛。适用于滑囊炎、腱鞘炎等。

【用法】将全部药材加水煮 30 分钟，趁热熏洗患处。每日 2 次，每次 20 分钟。

骨折

【病因病机】在外力或持续性内力的作用下，骨结构的连续性突然断裂叫作骨折。一般说来，骨折愈合是骨痂的形成和改造过程，大致可以分为4个时期，即肉芽组织修复期、原始骨痂形成期、成熟板状骨形成期、塑造期。

方一：

【药材】当归、藁本、蔓荆子、白芷各60克，川芎、海桐皮各30克。

【功效】通调血脉，祛风止痛。适用于伤折车碾、落马蹉跌、筋脉俱伤、疼痛难忍。

【用法】将上药共研粗末为散，每剂用药90克，入盐半匙、葱白1握、米浆水2 000毫升，煎煮20分钟后，淋洗痛处。每日2次。

方二：

【药材】苏木、当归、三棱、川椒各10克，鸡血藤、透骨草、伸筋草、海桐皮、桑寄生、续断各15克。

【功效】舒筋通络，活血化瘀，接骨续损。骨折后期关节功能障碍者。

【用法】将上药加水1500毫升，煮沸20~40分钟后过滤去渣，将药液倒入盆内，待药液稍温，即可用毛巾蘸药液反复擦洗患处。

关节肿痛

【病因病机】关节肿痛是指关节周围肿胀、潮红、发热和运动受限，是多种疾病的临床表现。中医认为主要是肝脾肾发生内伤（肾为先天之本，藏精、生髓、在体为骨，是作强之官；肝为筋之本，藏血、生筋、统司筋骨关节；脾为后天之本，气血生化之来源，主四肢肌肉，人体的阴阳之气），或三者阴阳不平衡，出现偏盛偏衰，受到邪气侵入而引发的症状。

方一：

【药材】丹参12克，五加皮10克，透骨草10克，川椒10克，川牛膝10克，艾叶10克，白芷10克，红花10克，肉桂5克。

【功效】活血通络，燥湿止痛。

【用法】将药材加水1000毫升煎煮至沸，将药液倒入盆中，趁热熏洗浸渍患处，每日1~2次。

方二：

【药材】羌活10克，防风10克，川牛膝6克，当归10克，红花6克，防己6克，透骨草10克，甘草6克，食盐12克，葱头7个，白酒45毫升。

【功效】养血活血，祛风通络。

【用法】将羌活、防风、川牛膝、当归、红花、防己、透骨草等药材加水煎煮后，兑入白酒，温洗患处。

外伤腰痛

【病因病机】外伤性腰痛系指由于不同性质的损伤所引起的腰部(或连下肢)不同程度的疼痛病症，临床甚为多见。腰部，特别是腰骶部，经常处于负重下的运动状态，腰骶部的活动范围较大，所以腰部损伤的机会甚多，这是腰痛成为多发病的原因之一。另外，腰椎的先天发育变异较多，而且很易发生退行性病变，也是腰痛发生的常见内在原因。治疗的常用方剂有以下几种：

方一：

【药材】杜仲、枸杞子、骨碎补、芡实、续断、补骨脂各9克，狗脊9克。

【功效】补肾壮骨，舒筋止痛。

【用法】将杜仲、枸杞子、骨碎补、芡实、续断、补骨脂、狗脊全部药材加水煮30分钟，趁热熏洗患处。每日2次，每次20分钟。

方二：

【药材】杜仲、怀牛膝、当归、党参、枸杞子、续断、木通、木瓜、穿山龙各9克，川芎4.5克，熟地15克，泽兰、防风、白芷各6克，红花1.5克。

【功效】腰部慢性伤筋，瘀阻作痛。

【用法】将全部药材加水煮30分钟，趁热熏洗患处。每日2次，每次20分钟。